痛くない死に方

長尾和宏

プロローグ　あれから4年、「日本人の死に方」は変わったのか？

拙著『「平穏死」10の条件』が世に出てベストセラーになったのは、2012年6月でした。早いものでもう4年以上の時間が経過しました。

あの時はまだ、日本中のそこかしこに、東日本大震災の記憶が生々しく残っていました。そして日本人の死生観が少し変わったようにも思いました。

また、ロンドンからリオデジャネイロへと、オリンピックを二度跨いだわけですが、この4年間で日本の終末期医療は何がどう変わったのでしょうか？

結論から言えば、市民の空気は少し変わったけれど医療者の空気はあまり変わっていないと感じます。具体的には、在宅看取りは決して珍しいことではなくなりつつあります。メディアの啓発もあり、「平穏死」という言葉を知る市民も増えました。

一方、病院医療は加速度的に進歩し、年々さまざまな延命治療が可能となり、**どこが最**

期なのかよく分からなくなっています。４年前には行われていなかった医療として、たとえば90代の人にもカテーテルによる大動脈弁狭窄《だいどうみゃくべんきょうさく》症の手術（ＴＡＶＩ）が普通に行われるようになりました。

がんの分野では、年間３５００万円もする免疫チェックポイント阻害薬が画期的な効果があるとして、皮膚がんや肺がんなどに対して臨床現場で使われています（＊２０１７年２月より半額になる予定）。

いずれも5年前にはまさに夢物語でしたが、確実に、医療の進歩で病状を一時的に改善できる範囲は拡大しています。

しかしそれでも、人はいつか必ず死にます。

死を少しだけ遠ざけることはできても、死を避けることは１００％できません。どんなに頑張っても、人の寿命は１２０歳が限界であるというのが世界の研究者たちの大半の意見です。それでも**医療の加速度的な進歩とは対照的に、４年前よりもさらに、「人生の最終章」（以下、「終末期」と略しますが）という言葉の意味が分からなくなってきている**ように感じます。

私の日常は、町医者としての外来診療と在宅医療です。

在宅患者さんのお看取りの半分は末期がんの方で、もう半分は老衰や認知症や神経難病などの、いわゆる〝**非がん**〟の方です。

がんであっても非がんであっても、在宅で死期が近づくにつれ、家族は肉体的にも精神的にもそれなりのご負担がかかります。

「最期はすごく苦しむのではないか」

「私たちに看取りなんてできるのだろうか」

そしてこうも訊かれます。

「先生、死ぬ時ってすごく痛いのでしょう？　どんなふうに痛いの？」

どうなのでしょうか。

私はまだ死んだことがないので（棺桶には何度か入りましたが）、すごく痛いかどうかはわかりません。それに、「痛み」というのは身体や心などいくつかの種類があるし、個人差も1000倍以上あるものなのです。

だけど在宅医として、ご自宅で平穏死をされた方を見ると、どうやらそれほど痛くはなさそうです。ご自宅の臨終では、苦痛に歪《ゆが》んだ顔をして旅立たれた人を、私は見たことがありません。

末期がんの人は9割以上、非がんはその半分くらいの確率で家で看取ることになります。

看取りの直後にご家族が必ず言われる言葉があります。

「先生、思ったよりずっと楽に逝《い》きました。**痛がらず苦しまず、眠るように逝きました。家で看取って本当によかったです。**ありがとうございました」

「死」というのは、必ず「痛み」とセットであると誰もが考えています。すごく苦しいものであると。

しかし実際はどうなのだろう？

本書では、平穏死という視点から、「痛くない死に方」について、できるだけ分かりやすく、ご本人もご家族も一緒に読めるように書いてみました。

痛いのが怖い、すべての人に。

長尾和宏

目次

第三章 「長尾先生、思ったより楽に逝きました」……それが平穏死……79

第一章

大橋巨泉さんでも叶わなかった「痛くない最期」

用意周到だったはずの死の準備。しかし、思わぬ結末が……。

国民的人気者であったあの大橋巨泉さんが２０１６年7月に亡くなられました。私も小さい時からずっとファンでしたから、大変残念な知らせでした。最期は病院の集中治療室で約３ヵ月間、寝たきりになったといいます。千葉県にあるご自宅での穏やかな最期を望んでいたのに、結果は真逆でした。どうしてなのでしょうか。巨泉さんに何が起きたのでしょうか。

巨泉さんは２００５年に人間ドックで早期の胃がんが発見されるも、早々と治療に専念、奥様の献身もあって、見事に病を克服しました。

術後、毎年受けている定期健診でも、悪いところは見当たらない。がんで胃を2分の１ほど摘出したために、体重が80キロから72キロに落ちたことさえも一種のダイエットになり、おかげでゴルフの成績もすこぶる良いと、メディアを通して誇らしげにお話をされていたのを覚えています。

当時はまだ、今ほど有名人が自身のがんを告白するような時代ではなかったため、赤裸々に病状のすべてを語る巨泉さんに、医師としても大変関心を持ちました。

そして、その約10年後に書かれた著書『巨泉の遺言撤回』（２０１４年、講談社刊）のプロローグでは、こんなふうに綴っています。

こんなに楽しい、充実した生活を送れるなら「70代万歳」で、妻の寿々子と二両連結人生（田舎の汽車のようにどこへ行くにも二人で繋がっている）は、万々歳に完結して、さらに充実した80代を迎えるはずであった。意気揚々とオセアニアに向かう直前、本当にわずか３日前に妙なものを発見した。そしてそれが「闇」の入り口だったとは——。

２０１３年11月、巨泉さんは、右耳の下にぷっくりとした膨らみがあることに気が付きました。痛くも痒くもありませんでしたが、念のため、がんセンターに検診に行ったところ、ステージ4の中咽頭《ちゅういんとう》がんと診断されました。右耳の下に触れたものは、中咽頭がんのリンパ節転移そのものだったのです。

巨泉さんはこの時、転移していたリンパ節のがんを手術で摘出し、大元のがんには放射線治療を選択しました。このように、ステージ4と言われても、その状態は、がんの種類やできた場所によってさまざまであり、決して何もできないわけではないし、何もしないほうがいいわけでもありません。

巨泉さんは同年の12月から2ヵ月にわたり、35回の放射線照射を受けました。放射線治療は副作用がないと勘違いしている人もいるようですが、そんなことはありません。巨泉さんは、酷い口内炎や喉の痛み、味覚の変化、食欲減退に耐えながらも、最後まで照射を続けました。この頃ガリガリに痩せたと著書に書いておられます。しかし、その努力の甲斐あって2014年2月には、「がんは死んだ」と病院の担当医は判断したそうです。

放射線治療後、巨泉さんの体力は極度に低下してしまい、百歩歩くのがやっと、階段を5段上るのがやっとでした。しかし、その月末には、ご夫婦でニュージーランドへ移動。普通の生活を送ることで、徐々に体力を回復させていきました。さらに帰国後、傘寿《さんじゅ》（80歳）のお祝いパーティを大々的に開催しています。

放射線治療の想像を絶する辛さから**「死んだほうがいい」**とまで考えた巨泉さんに生きる気力を与えたのは、**奥様の「私を人殺しにしないで」という言葉だった、**と当時のことを巨泉さんが書いておられます。

「私を人殺しにしないで」。

がん闘病を支えているご家族の方は、大いに共感できる言葉でしょう。

ステージ4というのは、家族や周囲の献身的な愛情があればこそ、頑張れる状態でもあるのです。

巨泉さんはその後も2年以上にわたり頑張られました。2015年には2度の腸閉塞《ちょうへいそく》と手術、2016年2月には左鼻腔《びくう》内にもがんが見つかり、抗がん剤治療と再びの放射線治療を受けています。

しかし2016年4月になると、在宅医療を始めたものの極端な体力低下により緊急入院。**「死への覚悟」**を口にするようになったといいます。**5月からは集中治療室に入り治療を続け、**6月には、930回も続いていた『週刊現代』の連載を終了させました。

「いつまで生きられるかわからない」とご本人も認め、4月に受けた在宅医療の際の、モルヒネの誤投与に対しても指摘をしています。

「在宅医からモルヒネをなぜだか大量に渡された」

「モルヒネ投与からたった5日で意識が薄れ、歩行もままならぬ身体になったのだから恐ろしいことだ」とも記しているのです。

また、**安楽死を望むも、看病をしていた弟さんから、「今の日本の法律では安楽死は認められていない」と言われ、「生きている意味がない」**とまで書いています。

そして2016年7月12日、入院先の千葉の病院で亡くなられました。82歳でした。

奥様の寿々子さんは、マスコミ宛のFAXで以下のように心境を吐露されています。


先生からは、「死因は〝急性呼吸不全〟ですが、その原因には、中咽頭がん以来の手術や放射線などの影響も含まれますが、最後に受けたモルヒネ系の鎮痛剤の過剰投与による影響も大きい」と伺いました。もし、一つ愚痴をお許しいただければ、最後の在宅介護の痛み止めの誤投与が無ければと許せない気持ちです。


その当時の『週刊現代』の巨泉さんのコラムも引用してみましょう。

（2016年）3月27日に国立がん研究センター中央病院に緊急入院して検査をした

が、幸い、がんは見つからなかった。

（中略）CVポート（胸に埋め込む点滴補助器具）をすれば自宅での在宅介護で問題ないと言われ、がんセンターを4月5日に退院したのである。しかしこの在宅介護が大ピンチの始まりになろうとは神のみぞ知るであった。

退院した5日の午後、我が家を訪ねてきた在宅介護の院長は、いきなりボクに「大橋さん。どこで死にたいですか？」と訊《き》いてきた。以前にも書いたようにボクは既に死ぬ覚悟はできていたのだが、「エッ？　俺もう死ぬの？」と呆然とした。

長尾の見解①：まだ患者さんとコミュニケーションも取れていないうちから、いきなり「どこで死にたいですか？」と在宅医が訊くことはあり得ないことです。

次に「痛い所はありますか？」と訊くから「背中が痛い」と答えたら、直ぐにモルヒネ系の鎮痛剤のオプソや、MSコンチンが薬局から大量に届いた。この頃からボクの記憶は曖昧になる。

長尾の見解②：モルヒネなどの医療用麻薬は、最少量から開始して徐々に増量しながらその人の痛みを緩和するのに必要な量を探します。この作業をタイトレーション（至適容量設定）といい、施設ホスピスでは時間単位で行いますが、在宅ホスピスでは日単位で行います。いずれにせよ、いきなり「大量に処方」することはあり得ません。毎日量が変わるので、私の場合は3〜7日分を処方します。その在宅主治医がなぜ1ヵ月以上という大量の処方をしたのか理解に苦しみます。この巨泉さんの報道によって、ただでさえ誤解されてきたモルヒネへの偏見が逆戻りしないか心配です。もしかしたらこの医師は医療麻薬の知識が無いまま、在宅医をされていたのかもしれません。多死社会となった今、国は喫緊の課題として、ベッドが足りない病院ではなく、在宅で死ぬことを推進しています。しかし緩和ケアや看取りの経験が未熟なまま在宅医療に参画する医師がいるのは、大変残念なことですが、事実です。そうした在宅医に命を預けることにより、悲劇が生まれることはあり得ます。では、悲劇で終わらせないためにはどうすればいいのか。読者の皆さんが、本書を読んで正しい知識を身につけて賢くなるしか方法はありません。

巨泉さんの事務所の社長であり巨泉さんの実弟の大橋哲也さんは治療の内情をこう語っていた。

「がんセンターの先生からは『今のところがんはないので、まずは体力を回復させましょう』と言われていたのですが、この在宅介護の医者は『どこで死にたいですか？　どうやって死にたいですか？』とばかり訊いてきました。がんセンターから（この医者のところに）兄のカルテが届いているはずなのに、読んでなかったのでしょうか……。そして、『とにかく背中の痛みを抑えるために、薬を飲みましょう』とモルヒネ系の薬をどんどん送ってきたのです。その中には貼り薬もありました」

長尾の見解③：がんセンターの主治医と在宅医の連携不足があると感じます。また、とにかく背中の痛みを抑えるために、と言われたとのことですが、飲み薬のモルヒネも貼り薬のフェンタニルパッチも、いずれも痛みを抑えるための医療用麻薬です。しかし、両方をいきなり、それも大量に処方することもあり得ませんし、理解に苦しみます。

さらにこの医者は、『まあ、もって2～3ヵ月でしょう。私は専門医だから分かるんです』と言う。兄も私たち家族も、相当なショックを受けたのは言うまでもありません。

長尾の見解④：余命についてですが、本人から面と向かって尋ねられない限り、こちら側から積極的に触れることを私はしません。バッドニュース（余命宣告）の伝え方は、多くの医師が最も苦手とする大変難しい技術であり、医師とご本人、ご家族の関係性がある程度構築できていなければ、そもそもショックを与えるだけになります。バッドニュースの伝え方という医療者向けの講座もあるほど、ご本人とご家族がショックを受けないように最大の配慮を持って説明することが医療の鉄則。この在宅医と巨泉さんのご家族は、残念ながらそうした関係性が築けていなかったように思えます。

次の日から、巨泉さんはこの医者に言われた通りに処方されたモルヒネ薬を飲み始めた。するとこんな症状が出始めたという。

「薬を飲むまでは普通に歩いていたし、トイレも自分で行けていたのですが、飲み始めて2日目になると、フラフラしてひとりで歩けなくなりました。寿々子さんから電話がかかって来て、ひとりでは抱えられないと言うから、飛んで行ったんです。3日目になると二人がかりじゃないと支えられないほどになり、兄も『なんか変なんだよ。空を飛んでいるみたいだ』と訴えていました」

寿々子さんと弟の哲也さんは、がんセンターで「今のところがんの転移はない」と言われていたのに、モルヒネを投与されてから、日に日に弱っていく巨泉さんを見て不安を募らせていた。

長尾の見解⑤：ご家族が不安になるのは当然のことかと思います。在宅医療に従事する者として、正直、ただただ唖然とするばかりです。

見かねた寿々子さんと哲也さんはがんセンターの片井均医師と、長年にわたり巨泉さんを診てきた若山芳彦医師に連絡。二人の先生は異口同音に「痛み止め（モルヒネ）の使用法に問題がありそうだ」と、再入院をすすめた。だがこの在宅医は、「薬を中止しよう」とは言わなかったという。「毎日自宅には来るのですが何もしない。こんなにフラフラになって意識が混濁しているので、普通の医者なら『おかしい』と思うはずなのですが……。付き添いの看護師が脈を測ったりはしていましたが、この医師が問診することは、ほとんどありませんでした。それでいて『早いなあ、

（寿命が）1～2週間になっちゃったかなあ』と言うのです」（哲也さん）。不信感を募らせた哲也さんが、知人に調べてもらったところ、この医者は元々「皮膚科の専門医」だったことが判明したという。それが現在は緩和ケアの病院で院長を務めていたのである。

ところが薬を服用してから5日目、在宅医から「今日がヤマです」と突然告げられた。「最初は2～3ヵ月と言っていたのに、急に『今日が危ない』ですからね。翌日、別の病院に入院することを伝えても『そうですか』としか言わない。もしあのまま薬を使い続けていたら、間違いなく死んでいたと思います。処方する前から量がおかしいとは思わなかったか？　素人では分かりませんよ。自宅には使わなかった30日分以上の薬が残っています」

長尾の見解⑥：もはや言葉はありません。ただひとつ言えることとは、本当にそのまま亡くなっていたら安楽死（ないし日本では殺人罪）相当だったということです。しかし、皮肉と言えば皮肉なことに、巨泉さんは「自宅で安楽死したい」という言葉を漏らしていたことも、同時にふと浮かびました……。

巨泉さんのコラムの最終回には、こう記されている。

〈翌11日の朝、若山先生が同乗してくれた弟の車で家を出たのだが、突然ボクの意識は飛んだ。そのとき若山先生が的確な指示を出してくれて、途中の病院に緊急入院の形で担ぎ込まれたという。たった5日間で意識も薄れ、歩行もままならぬ体になったのだから恐ろしい事だ。モルヒネ系の痛み止めの薬は体内に蓄積される事で知られるが、がんセンターではボクの体力に合わせて使っていたようだ。普通の病院なら、がんセンターからの資料を読めば理解できた筈なのだが、何故だか大量に渡されたのである。何しろ九死に一生を得たのだが、82歳の老人には大打撃であった。結局、緊急入院になったために、ノーチョイスで救命処置を受ける事になってしまったのである〉

結局巨泉さんは、3ヵ月間、集中治療室を出ることなく、そこで息を引き取った。

私は、約1000人の患者さんを在宅で看取った医師として、とても複雑な想いでこの一連の報道を見ていました。週刊誌が見出しに使った「モルヒネの誤投与」、これは絶対にあってはならない事です。

しかし、医療用麻薬の取り扱いについては、在宅医次第であり、その技術は一様であるとは残念ながら言えません。今後、多死社会に向けて、国は在宅医療への推進に懸命ですが、そのスピードに質が追い付かず、医療用麻薬に不慣れな在宅医が存在することも残念ですが現実だと思います。もし誤投与が事実であるとすれば、これはあってはならないことですし、在宅緩和ケアを専門とする医師として真相を知りたいところです。

医療用に使われるモルヒネは、あくまで痛みを取り除くものであり、少量から匙《さじ》加減をしながら適切に使用すれば、意識が無くなることも中毒になることもありません。ましてや、死期を早めることもなく、安全で効果的な緩和ケアに欠かせない薬です。私は常に10人くらいの末期がんの患者さんを担当していますが、モルヒネ（医療用麻薬）無しでは到底在宅看取りはできないでしょう。ですから、今回の件によって在宅医療に対して誤解が生まれることも、今まで若い在宅医を育てるために、さまざまな活動をしてきた私にとっては、甚だ不本意です。巨泉さんにとっても、多くの患者さんにとっても悲しいことです。

惜しむらくは、**巨泉さんに集中治療室で行われる延命処置を拒否する〈リビングウイル〉を書いていてほしかった。**ご家族や医師たちに、そうした自分の願いを話して理解を得ていたならば、あのような結果にはならなかったのではないかと思うのです。

本人とご家族、病院医と在宅医全員が「死」という現実を避けた結果、四者の想いがバラバラのまま最期に至ったのではないか、という気がしてなりません。ケア会議を開催して四者が本音で話し合う機会が一度でもあったなら、と悔やまれます。巨泉さんのようなケースは実は日々よくある光景で、現代日本人における、人生の最終章の象徴のようにも映りました。

しかし巨泉さんは、最期の最期まで、自らの闘病や社会に対し冷静な分析を行い、その都度ベストな選択肢を選びながら、世の中に多くのテーマを投げかけられました。その意味で実にお見事な最期だったと思います。同時に私たちに大切な宿題を残してくれたような気がしてなりません。

大橋巨泉さんのご冥福を、心よりお祈り申し上げます。

第二章

平穏死、尊厳死、安楽死

欧米の安楽死。日本では犯罪？

日本では法的に認められていない「安楽死」を望むとはっきりと口にした大橋巨泉さんに私も少なからず衝撃を受けましたが、同じ2016年に実はもうおひとり、安楽死をしたい、と仰った著名人の方がいました。

そう、〈渡る世間は鬼ばかり〉などで知られる、大御所脚本家の橋田壽賀子《すがこ》さんです。2016年12月号の『文藝春秋』にこんな見出しが躍ったのです。

「私は安楽死で逝きたい。
夫との死別から二十七年。九十一歳脚本家の問題提起　　橋田壽賀子」

同誌で橋田さんはこのように心情を吐露されています。

私は八十歳を過ぎた頃から、もし認知症になったら安楽死がいちばんと思っています。二十七年前にテレビマンだった夫に先立たれ、子どももいませんし、親戚づきあいもして来ませんでしたからまったくのひとり身。（中略）どうしたらいいのかと思って、調べてみたらスマホでもいろいろわかった。スイスには、七十万円で安楽死させてくれる団体があるのです。安楽死は日本では認められていませんが、スイスのほかに、オランダ、ベルギー、ルクセンブルクのヨーロッパ各国のほか、アメリカのニューメキシコ、カリフォルニア、ワシントン、オレゴン、モンタナ、バーモントの六つの州で認められているそうです。これらの国や州には安楽死を叶えてくれる団体があります。その中で外国人を受け入れてくれるのは、スイスにある「ディグニタス」という団体だけ。安楽死は正確に言うと合法的な自殺ほう助で、さまざまな厳正な審査を受けたうえで、合格した人だけが致死量の薬物を飲んで自分で死ぬというものです。（中略）

日本では、尊厳死法案が議論されることがあっても、反対にあってなかなか実現しません。しかも、これまで議論されてきた法案は、私の望む安楽死を認める法案ではありません。終末期にある患者本人の意思によって延命治療を行わない、あるいは中止することを認めるだけの法律です。つまり安楽死よりずっと手前の法律さえ、まだ認められていないのが日本の現状なのです。

橋田さん、すごい理解力です。大手新聞社の記者さんや、医療ジャーナリストさんでも、ここまできちんと尊厳死と安楽死の違い、日本の現状を把握している人はなかなかいないのです。私は日本尊厳死協会の副理事を拝命しているので、立場上、海外で安楽死関連のニュースが報じられるとコメントを求められることが時々あるのですが、そもそも記者さんらが安楽死と尊厳死について誤解されたまま記事に書いてしまうので、困惑してばかりです。

もしも90代の橋田さんが、スマホで自ら検索した情報だけでここまで整理したのなら……あっぱれ、絶対に認知症にはならないと思います。ですから、望むように安楽死をする必要もなくなるのでは？

ただし、私は海外の安楽死制度については、反対です。

なぜか。まずその前に、安楽死、尊厳死の定義についてご紹介していきましょう。

広辞苑には、こんなふうに書かれています。

～広辞苑にはこう書かれている～

○安楽死（あんらくし）

助かる見込みのない病人を、本人の希望に従って苦痛の少ない方法で人為的に死なせること。

○尊厳死（そんげんし）

一個の人格としての尊厳を保って死を迎える、あるいは迎えさせること。近代医学の延命技術などが、死に臨む人の人間性を無視しがちであることの反省として認識されるようになった。

広辞苑だけだと物足りない？　では、もう一つくらい辞書を引いてみましょう。こういう時は、『新明解国語辞典』が頼りになるんです。ちなみに、『新明解〜』で動物園という単語を引くと、こんなふうに載っています。

【動物園（どうぶつえん）】生態を公衆に見せ、かたわら保護を加えるためと称し、捕えて来た多くの鳥獣・魚虫などに対し、狭い空間での生活を余儀なくし、飼い殺しにする、人間中心の施設。（第４版）

……なるほど。もう一つくらい、引いてみましょうか。

【恋愛（れんあい）】特定の異性に特別の愛情をいだき、高揚した気分で、二人だけで一緒にいたい、精神的な一体感を分かち合いたい、出来るなら肉体的な一体感も得たいと願いながら、常にはかなえられないで、やるせない思いに駆られたり、まれにかなえられて歓喜したりする状態に身を置くこと。（第５版）

……もう、お見事としか言いようがありません。

で、この『新明解国語辞典』に安楽死と尊厳死がどのように書かれているかというと、こんなふうに書かれていました。

～新明解国語辞典にはこう書かれている～

○安楽死（あんらくし）

植物状態になる以前の患者の意志により患者の生命装置をはずしたり激しい痛みに苦しむ患者に劇薬を投与したりすることによって患者が死ぬこと。普通前者を「尊厳死」、後者を狭義の安楽死として区別するが、後者は未だ必ずしも合法とは認められていない。

○尊厳死（そんげんし）

人間として、自分の意志で死を迎えること。現在の医療技術では回復が不可能で死を迎えるしかないがんの末期などの場合、延命のための治療行為を断り、自らの意志で死を迎えようとする考え。リビングウイル。

踏み込んでいますねえ、新明解さん。ここで読者の皆さんの中には、「なあんだ」と思われた方もいると思います。**なあんだ、尊厳死って、法案を通す、通さないで大騒ぎしているわりには、別にたいしたことないじゃん。当たり前のことじゃないの？**

私もそう思います。当たり前のことを、専門家たちが10年以上もああでもない、こうでもないと議論しても、リビングウイルの法的担保すらできない不思議な国なのです、日本とは。そんな国は先進国で日本だけです。

実は、欧米の一部で合法化された安楽死には2種類存在します。

一つは、医師が直接、安楽死を希望している患者さんに注射などを用いて薬を注入し、死亡させる方法。

もう一つは、安楽死を希望している患者さんに、いつでも死ねるように薬を処方する方法。

日本では、どちらも自殺ほう助罪となります。では、**日本でいう尊厳死はアメリカやヨーロッパではどうなのかというと、当たり前すぎて、言葉が存在しないのです**。当たり前すぎる自然な最期なわけだから、議論のしようがないのです。私が一言で両者を説明するとしたら、左のようなことになります。

日本では違法（犯罪）	日本では法律がない
安楽死	**尊厳死**
人生の最終章に近づいた時に、本人が望んだ場合、医師が処方した薬物によって、意図的に死期を早めること。	不治かつ末期の状態において、本人が望んだ場合、不要な延命治療をせずに、自然な最期を迎えること。

つまり、こういう捉え方もできます。

日本語の尊厳死＝自然死＝平穏死
日本語の尊厳死＝欧米では当たり前のことなので該当する言葉は無い
日本語の安楽死＝英語の「尊厳ある」死
欧米の安楽死＝日本では、殺人罪

私は、約12万人の会員が〈リビングウイル〉を表明している一般財団法人・日本尊厳死協会の副理事長を拝命しています。そして「平穏死」と名のつく本を何冊か書いてきました。「尊厳死」を市民に身近に感じてもらうべく、ほぼ同じ定義なのですが二つの言葉を状況にあわせて使っています。**尊厳死（平穏死）を希望する文書を、〈リビングウイル〉と言います。**〈リビングウイル〉とは、終末期医療への意思を、伝えられない状態になる前にあらかじめ書面に残しておくこと。自己決定を表す文書です。普段から家族に話してあるから大丈夫、とはならないのです。口頭ではなく必ず文書で残すことがポイントです。こうすることで、ご家族も「私を人殺しにさせないで」という想いに囚《とら》われなくても済むのです。

そもそも、なぜ私が尊厳死協会の活動に携わってきたかと言えば、皆さんにこの〈リビングウイル〉を知ってほしいからです。終末期医療の現場で、過剰な延命治療を続けたために、痛くて辛そうに亡くなっていく方をたくさん見てきました。いえ、今も見ています。よけいなことをするから、不要な痛みと辛さを患者さんに味わわせているということに気づいていない善意の医療者が大半です。あるいは遺族からの訴訟回避のためにそうせざるを得ない医療者も多い。そうした状況を少しでも改善したくて、私はこの会にいます。

終末期以降は自然の流れに身を任せながら緩和ケアをしっかり行えば、人間、それほど痛がったり苦しんだりせずに、楽にあの世に逝《い》けるはず。

ですから私は、欧米で行われている安楽死には賛同できないのです。それは尊厳死／平穏死と比べて、自然な死とは言い難いからです。もっとも、我が国においてはその必要性を感じていません。なぜなら、日本は緩和ケアの技術に優れ、在宅医療制度も整備された世界で唯一の国だからです（そういう意味では、先の大橋巨泉さんの例は運が悪かったと言わざるを得ない部分がありますが）。

上手に緩和ケアの恩恵にあずかれば、安楽死という緩やかな自殺を選ばなくとも、与えられた寿命を全うして、痛みなく逝くことは、難しいことではありません。

日本はいいよね！　自殺が許されているから⁉

私は2012年に、スイスのチューリッヒで開催された「死の権利協会世界連合大会」という学会に尊厳死協会の役員として参加しました。先にも述べたように、日本語の「尊厳死」は欧米では当たり前すぎて言葉が存在しないくらいですから、この世界大会はつまり、安楽死について議論をする会だったので、驚くことばかりでした。

この会で安楽死が法的に認められているスイスやオランダ、ルクセンブルグ、アメリカのいくつかの州（アメリカは州ごとに法律が違います）の医師や学者とお話をする機会を得ましたが、各国の人が、異口同音にこう言いました。

「日本はいいよね、自殺が許されている国だから！　だから、安楽死施設なんて不要なのだろう？」

正直、私は面食らいました。

自殺が許されているって？　確かに、殺人未遂を起こせば刑務所に入れられますが、自殺未遂を起こしても罪になることはありません。だからといって、それは「許されている」ということではないはずだ。

というのも、私が中学生の時から父がうつ病で入退院を繰り返し、高校生の時にその父の自殺を経験している私としては、やはり、残された家族のことを思えば、自殺なんて許されるものではないという想いもありました。

しかし欧米各国の人が言う「許されている」というのは、法的なことでも倫理的なことでもなかったのです。それはつまり、「神様に許されている」ということ。仏教には、「自殺をしたらあの世に行けない」という教えは無いように思います。

しかし、キリスト教やイスラム教においては、自殺はご法度。神様からの借り物である肉体を殺《あや》めることは重大な罪とされているようです。

さらに日本は、つい最近まで切腹さえ存在した国。時代劇で見るサムライたちの〝ジャパニーズ・ハラキリ〟は欧米の人から見ると、クレイジー！ というか、アメージング！というか、とんでもないことなのです。もちろん現代日本人にはあり得ないことですが、ともかく欧米人は、自殺のできる国ということで日本人に畏怖《いふ》すら抱いているようでした。

その帰りに、私はチューリッヒ郊外にあるディグニタス、つまり安楽死をさせてくれる施設を視察しました。ディグニタスは、けっしてスイス人だけのものではなく、外国人も受け入れています。イギリスやドイツの末期がんの人など（これらの国では安楽死は認められていません）が、よく訪れるとのことです。

しかし、（2016年現在）日本人はまだ、誰もこの施設を利用していません。日本は尊厳死すらグレーの国なのでトラブルを恐れています。10ｍも泳げない人が、いきなり10㎞を泳ごうとする行為と同様に見えます。

ディグニタスに行く人の多くは末期がんとのことでした。

外国人がこの施設に行く場合、まずはチューリッヒ郊外の病院で診察を受け、「確かにあなたは終末期だ」と判断されると、医師から致死量の錠剤を渡されるそうです。錠剤を渡されてすぐにそれを飲むわけではなく、およそ3日間ほど、瞑想を行ったり、同行の家族や友人らとおしゃべりをするそうです。さらにお別れパーティも開かれ、その翌朝、ひとりになってから部屋で錠剤を飲んで安楽死をするというのが一般的な流れだということでした。

死んだあとは、スイス警察を呼び検死を受けて、スイス国内で火葬。その後、お骨になって自宅まで帰ります。費用はトータルで百数十万円。旅費を考えれば、二百万円近くになるでしょう。

正直、「こんなものは日本には要らない」と直感しました。それは自殺が許されているからという理由ではなく、自宅で穏やかな最期が普通に叶う世界一恵まれた国だから、わざわざこんな遠くの知らない場所まで来て死ななくてもいいのに、という意味です。

先日私は、俳優の近藤正臣さんと「死ぬこと」についてとことん語り合う機会を得ました。

近藤正臣さんご夫妻は、50代前半から日本尊厳死協会に入っておられ、そのご縁あってのイベントでした。こんなことを言っていました。

「僕は家で死ぬことにそれほど執着しているわけではないけれど、**できれば〝よく知っている場所〟で死にたいんだ。知らない場所で死ぬのは嫌なんだよ**」

実に人間らしい感情だと思いました。私がディグニタスで覚えた違和感はこれだと思いました。わざわざ知らない場所で大金を払って、毒を煽《あお》って死ななければならないなんて、なんとも不自然だと。

空しくないのだろうか。少なくとも私は絶対に行きませんね。

枯れて死ぬ＝平穏死が、いちばん痛くない死に方

ここまで読まれた読者の方の中には、自然な死に方とは、具体的にどんな死に方なのか？　よく分からない方もいるでしょう。この文明社会において、自然に生きよ！　とか、自然に死のう！　と宣《のたま》う医療者に対してあやしいと感じる方も中にはいるかもしれません。

なにも私は、ナチュラリストを自任しているわけではありません。在宅の現場でも外来でも、必要に応じてさまざまな薬を処方しています。私は医療否定論者でも、薬否定論者でもありません。ただ、あらゆる治療には延命と縮命の分水嶺《ぶんすいれい》がある、だから〝やめどき〟を見極めよ、と申し上げたいのです。ぜひその点は誤解の無きよう。

では自然な死に方とは何か？　枯れゆくように死んでいく、ということです。

それでは、自然な死に方の反対の死に方は何かと言えば、溺れながら死ぬ、ということ。**人生の最期の10日間に過剰な点滴など延命治療をした人は、痰や咳で苦しみ、ベッド上で溺死**している。これが日本人の大半なのです。

平穏死　＝　枯れて死ぬこと
延命死　＝　溺れて死ぬこと

平穏死　＝自然死
　　　　≒尊厳死

枯れたほうが苦痛が少なく、長生きする

「生き切る」とはすなわち、枯れていく旅路。樹木と同じです。ソメイヨシノの寿命は、だいたい60年だと言われています。皇居の千鳥ヶ淵など、満開の桜を見たときになんだか昔よりも白っぽいなあ、もっと濃いピンク色をしていたはずだが……と最近思うのですが、それもそのはず、あのあたりの桜は終戦のときに植樹されたので、もう古希を迎えています。手厚い延命治療によって万朶《ばんだ》の花を競いていますが、実はもう終末期にさしかかっています。

人間とて同じです。人は生まれたとき、体重の約8割が水分です。それが、成人したときには約6割に減少しています。そして高齢者になると半分以下となっていきます。終末期を迎え平穏死される時には、（これは在宅医としての私の実感ですが）4割といったところでしょうか。

しかし、終末期以降も過剰な延命治療を続ければ、それは無理に肥料や水をやりすぎて根腐れをした木と同じようなもの。最期まで1日あたり2ℓもの輸液を行うと、心臓や肺に過剰な負担がかかり、心不全と肺気腫《はいきしゅ》でもがき苦しむことになるのです。

つまりベッドの上で溺れているのと同じ状態です。

そんな患者さんに、病院の多くは何をするか？　賢明な読者は輸液を減らす、もしくは一旦やめてみる、と思うでしょう？　しかし現実は真逆です。「あっぷあっぷしているから、点滴と酸素でもしておこう！」となりがちです。

しかし、考えてもみてください。もしプールで溺れている人を引き上げないまま、水中で酸素吸入をするライフセーバーがいたとしたら……？　間違いなく警察沙汰でしょう。

しかし日本の病院のベッドの上では、それが当然の医療行為と見なされているという不思議。いくら酸素を吸っても患者さんの呼吸苦は改善しないどころか、マスクが呼吸の邪魔になり、自分で取り外す人もいます。

すると次に何をするかと言えば、鎮静剤で眠らせます。そして、眠ったまま逝かせます。そんなふうに亡くなる方は、実に多いのです（……これって、安楽死とどこか似てはいないか？と思った方は鋭い人です）。

ある葬儀屋さんがこんなふうに言っていました。**「自宅で平穏死した方のご遺体は軽い。でも、大学病院で亡くなられた方のご遺体はずっしり重いんです」**。

実は、枯れて死ぬ最期（平穏死）と、溺れて死ぬ最期（延命死）とでは10kg以上の体重差があるのです。

どちらが痛くて苦しいかは……もうお分かりかと思います。

そもそも延命治療って何？

延命治療とは、不治かつ末期となった患者さんに対して行う医療処置です。さまざまな処置がありますが、人工栄養（胃ろうや高カロリー輸液など）、人工呼吸、人工透析が3大延命治療と呼ばれています。

ここでは、昨今話題になることが多い人工栄養についてお話ししましょう。

まず人工栄養は、口からうまく食べられなくなった患者さんに対して行われる栄養法。胃ろうは、お腹に穴を開けてそこから胃に管を通し、水分や栄養を注入する栄養法です。今、我が国では40万人もの人が胃ろうを造設していると言われています。同じく胃に栄養剤を注入する方法である経鼻栄養よりいくつかの点で優れています。一方、輸液は水分や電解質や栄養素を体内に入れる栄養法で、いくつかの経路があります。腕などの末梢静脈に点滴注射で入れる方法、鎖骨下などの中心静脈にカテーテルを埋め込み高カロリーの輸液を入れる方法や、お腹や太ももの皮下に点滴で入れる方法です。覚えて頂きたいのは、胃ろうは人工栄養の中の一手段であり、直接血管に栄養を入れる先の方法とは違い、消化管を使うため最も生理的な人工栄養法だということです。

最近よく「胃ろうは悪いからイヤだけれど、鼻からだったらいい」とか、「中心静脈栄養や点滴ならいい」と考える子ども世代が多くいますが、全くの誤解です。

「胃ろう」はあくまで便利で最も優れた人工栄養の道具にすぎません。もし人工栄養をするなら胃ろうが第一選択。胃ろうそのものの善悪を問うても意味がありません。それは、包丁は人を殺す能力があるから使わない方がいい、と言っているのとたいして変わらないのです。胃ろう適応は、病態や年齢によって全く異なります。

さて、認知症終末期の患者さんは人工栄養によって延命できるのでしょうか？

アメリカの老年医学者フィヌケーンらは１９９９年、世界的に権威ある医学雑誌ＪＡＭＡに、「過去33年間の医学論文を調査分析した結果、誤嚥《ごえん》性肺炎や感染の予防、生存期間の延長、症候の緩和など、臨床上の問題点を改善した論文は見出せなかった。経管栄養は認知症の高齢者には避けるべきだ」と発表しています。

さらに米国消化器学会雑誌では、２０００年、イギリスのサンダース医師らが「5年間３６１例の胃ろう造設後の予後を疾患別に検討したところ、３ヵ月及び1年生存率は、咽頭後頭部がんや脳梗塞などと比べて、認知症では極端に悪かった」と発表。その翌年、アメリカのダールマラジャン医師らが「胃ろうが認知症の高齢者の栄養補給として使われた場合、多くの論文を分析すると、栄養状態、生活の質、生命予後を改善していない」と、述べています。

このように**欧米においては、高齢者への胃ろうの延命効果については否定的です。**口から食べられなくなった人に人工栄養で延命を図ること自体が非倫理的で、老人虐待につながると考える国もあります。

しかし、日本においては厚生労働省の調査などで、「胃ろうによって生命予後が改善できる」というデータがあります。これは、日本の胃ろう造成技術や管理技術が欧米より高いことが理由のひとつとして考えられます。日本人医師が、比較的手先が器用な人が多いことも要因かもしれません。

私の経験では、患者さんによってかなりばらつきが見られます。胃ろうを造ってもすぐに亡くなられる人もいます。何年も胃ろう生活で生きているという人もいますが、それがそのまま胃ろうによる延命年数である、と単純に見ることはできません。まだ十分口から食べられるうちに、施設への入所条件等、なんらかの理由で早めに胃ろうを造ってしまう場合が結構あるからです。

胃ろうを造る前に考えたいこと

＊その人は、胃ろうを造ることで、全身状態が回復する可能性がどれくらいありますか？
＊その人は口から本当に食べられないのですか？　手づかみで食べることはできませんか？
＊そもそもその選択は、本当に本人の意思ですか？
＊嚥下リハビリや口腔ケアをしっかりやっていますか？

そのような場合、単純に「胃ろうで命が延びた」とは言えません。まだ十分食べられる人に、胃ろうを造ったわけですから。私もときどき、主治医を依頼された介護施設から、「食べさせるのが大変だから胃ろうを造ってほしい人がいる」とお願いされることがあります。介護職が「誤嚥性肺炎が怖い」とか「食べさせるのが大変」だからと胃ろう造設を勧めるのは、本人の意志や尊厳を無視したおかしな話。本人がゆっくりであっても咀嚼《そしゃく》でき、嚥下《えんげ》できるのであれば、口から食べることを支えることが、正しい認知症介護のあり方だと思います。

一方、**ＡＬＳ（筋萎縮性側索硬化症）などのいわゆる神経難病の場合、胃ろうや人工呼吸器は「延命治療」というより単なる福祉用具と考えます。**

足が悪い方への車椅子と同じ意味です。筋肉の萎縮《いしゅく》によって食べられなくなってしまったことを補助する道具に過ぎません。全身状態が良好なら病気の終末期ではありませんから、延命治療という呼び名も本来は適当でないと思います。

同じ胃ろうでも、神経難病の患者さんへの胃ろうと、老衰や認知症終末期の方への胃ろうを混同しないことが大切です。繰り返しますが、どう使うかが問題で、胃ろうが良いとか悪いという話ではありません。

ここはしっかり区別することが必要です。

末期がん患者さんへの人工栄養は、予後予測との兼ね合いで、その適応が多少変わってきます。**がん終末期の患者さんへの高カロリー栄養は、かえって寿命を縮めるという考えが定説**です。一方、老衰の場合は、少量の点滴で延命できる場合があります。全く食べられない老衰期の患者さんが、1日500㎖の皮下輸液だけで1年近く生存した例が報告されています。

ハッピーな胃ろうとアンハッピーな胃ろうとは？

神経難病の一種、オリーブ橋小脳萎縮症（ＯＰＣＡ）で在宅療養中に、食べられなくなり胃ろうを造設した70代の患者さん。

元料理人のご主人が在宅介護を一手に担っています。このご主人、担当の訪問看護師が「パーフェクト！」と言うくらい、胃ろうを含めて行き届いた介護をなさっています。介護だけじゃありません。こまごました家事にまで目が行き届いており、室内もいつも清潔です。

その患者さんは、すべての食事を胃ろうに頼っているわけではありません。ご主人が心を込めて料理を作り、奥さんが食べられる量をゆっくりと口から食べさせています。お酒が好きなご夫婦で、ご主人は発泡酒を、奥さんはワインを少々飲まれることもあります。

先日立ち寄った時は、ちょうど訪問看護師さんも来ていました。ご主人が「カレー残ってるんやけど、おかあちゃん、今日はこれにするかぁ？　ああ、しもたわ。ご飯炊くの忘れとった。そんなら、看護師さん帰ってからご飯炊いて、おかずの用意しよかなぁ」と歌うように奥さんに話しかけていらっしゃいました。

病気の進行に伴い、すでに自力で身体を動かせず、話すこともできない状況ですが、頭は私よりしっかりしておられ、彼女の表情はいつも穏やかです。


いったん胃ろうを造ったら、もう二度と口からは食べられないと思っている方が実に多いのですが、今ご紹介したように、そんなことはありません。**口から半分、胃ろうから半分、**という方はいくらでもいます。まあ、両者の割合は人それぞれ。また病気の時期でもそれぞれです。細かく刻んだり、〝とろみ〟を付けるなどの工夫をして、できるだけ口から食べて頂き、それでも足りない分を胃ろうから補うという考え方です。いったんは完全胃ろう栄養になっても、その後見違えるように元気になり、やがては胃ろうが不要になった人を何人か経験しました。

私はそんな胃ろうを「休眠口座」ならぬ「休眠胃ろう」と勝手に呼んでいます。これらの例のように、「生きて楽しむための胃ろう」がたくさんあります。**「ハッピーな胃ろう」**とも呼んでいます。

一方で、在宅医療の現場を毎日まわっていると「アンハッピーな胃ろう」と感じることがあります。いわゆる植物状態での胃ろうです。

「胃ろうだけは絶対にごめんやで」が元気な時の口癖だった人が認知症終末期になり、**転倒↓骨折↓入院↓胃ろう**、となり家に帰って来られた。もはや意思表示もできない状態ですが、胃ろう栄養で生きている。延命治療で生かされている。これはどう考えても、本人が望んでいなかった姿です。

果たしてこれが「尊厳のある生」なのか、疑問に感じます。

でも皆さん、知っておいてください。**「ハッピーな胃ろう」もいつかは「アンハッピーな胃ろう」に移行する可能性が高いことを。両者は連続しているのです。**

最初は「生きて楽しむための胃ろう」だったのが、時間の経過とともに老衰や認知症が進行して食べられなくなり、延命手段としての胃ろうとしか言えない状態になります。ここに至り、もしご家族が胃ろうを中止したいと申し出ても、中止してくれる医師は少ないでしょう。ここで中止した場合、時間が経ってから家族や遠くの親戚から訴えられないかという恐怖が、現場の医師にはつきまとうのです。前項で触れたように、問題の本質は、胃ろうそのものがいいとか悪いとかではなく、いったん開始した胃ろう栄養が、簡単には中止できない現実にあると思います。

２０１２年、日本老年医学会から人工栄養の中止に関するガイドラインが出ました。患者さんの不利益が利益を上回ると考えられる時は「撤退」も選択肢だと、立場表明されました。画期的なガイドラインであると評価されています。このガイドラインを臨床現場にどう取り入れていくのかが、今後の大きな課題だと思います。

胸水・腹水は抜かずに利尿剤で「待つ」。そのほうが苦痛がない

平穏死と延命死では、亡くなった時の体重が10kg以上違うという事実を、おそらく大病院の先生方の9割がご存知ないと思います。むしろ、「脱水」というのは、人間にとってものすごくイケナイことだと思っている医師がほとんどです。

しかし先ほども述べたように、人の一生とは、肉体の水分量が徐々に減り、枯れていく旅路。内臓だけの話ではなく、外見だって肌や髪の毛、爪や目玉に至るまで若い頃に比べて乾いていきます。いや、心だって枯れて渇いていきます。心の枯れは、異性にときめくことで、幾つになっても潤いを取り戻したほうがいいのですが（そのときめきが認知症予防になります）、肉体の枯れ、すなわち脱水は、終末期以降は〝友〟なのです。

では、終末期の胸水や腹水も溜まってきたらすぐに抜いて脱水させたほうが良いのかと言えば、そこは違います。

胸水・腹水はただのお水ではありません。

多くの場合、おおよそ血漿《けっしょう》成分であり、生命維持に必要なアルブミンなどの蛋白質がたくさん含まれているのです。病院では、胸水や腹水があると条件反射のようにお腹に針を刺して抜いて、アルブミンを補給することを繰り返しています。もしくは、抜いた後で「脱水症状にならないように」と1~2ℓの点滴をすることもよくあります。しかし、これを繰り返すことは患者さんにとって苦痛を増すことにしかなりません。

私はがんの患者さんは9割以上を自宅で看取っていますが、10年前くらいから胸水・腹水を抜いたことはありません。その必要に迫られなかったのです。そのほうが、長く生きられることが多いし、平穏死できるのです。もちろん、何もしないわけではありません。針でお腹から抜くのではなく、経口や注射の利尿剤を使って、オシッコとして出させるのです。オシッコで出せば、アルブミンの流出は防げます。

胸水・腹水を全部抜いたら、その日に死んでしまった、などという話をときどき耳にします。当たり前の話です。苦痛を緩和させるために、良かれと思って抜いていることが仇《あだ》となることもあるのです。

2015年に胆管がんで亡くなった、**女優の川島なお美さんの最期**の様子をテレビで観て覚えている方も多いと思います。川島さんは、死の1週間前までミュージカルの舞台に

「待てない」のが、現代医療？

＊脱水	→	点滴
＊低栄養	→	胃ろう
＊貧血	→	輸血
＊腹水	→	腹水穿刺
＊呼吸苦	→	酸素
＊不眠	→	睡眠薬
＊高血糖	→	インスリン
＊高血圧	→	降圧剤
＊血圧低下	→	昇圧剤

⋮

終末期以降は「待つ」方が、苦痛が少なく得をする！

立ち、歌って踊っていたのです。その死後に夫の鎧塚《よろいづか》俊彦さんと共著で出された本『カーテンコール』（新潮社刊）によると、腹水がかなり溜まった状態だったそうです。それでも最後の最後まで女優業を続けることができた、逆に言えば、もしも腹水を抜くことを繰り返していたのなら、もっと早い時期に憔悴《しょうすい》して、寝たきりになっていたかもしれません。

天職であった女優という仕事にギリギリまで打ち込み、ベッドで闘病をされたのはわずか1週間足らず。まさに理想の平穏死であると思います。

そもそも胸水や腹水が溜まるのには、必ず理由があります。がん、心不全、肝硬変など病態が何であれ、水分を体内に溜めることで、崩れかけた身体のバランスを保って、なんとか生き延びようとしているのです。つまりは、自然な死、苦痛少なき死に向かうための過程であると言えましょう。

もしも、腹水や胸水が苦しくて食べられない、呼吸もままならないという状態であっても、終末期であれば「待つ」ことが、痛くない死につながります。人はベッドに寝たきりの状態であっても、1日1ℓの水を必要とします。生きているだけで1日1ℓ使うので、点滴をせずに待ちさえすれば、1日1ℓずつ体内から確実に減っていくということです。

痛くない死に方、それには、「待つ」ことが終末期以降は重要であると覚えておいてください。

お餅を喉に詰まらせたとき、救急車は呼ぶべきか？

「自然にポックリ逝きたい」

「痛みに苦しむことなく逝きたい」

「自宅で家族に看取られて死にたい」

私がご自宅に訪問診療をするたびに、いつもそんな希望を語るご高齢の患者さんは多くいます。


そんな在宅患者さんのおひとり、百歳になられたばかりの桃田さんは、お正月に、お餅を喉に詰まらせてしまいました。ご家族からすぐに電話がかかってきました。しかし私の往診を待っていたら、窒息死してしまうでしょう。

「救急車を呼ぶべきでしょうか？」と焦るご家族に、

「今、救急車を呼ぶということは、蘇生処置をお願いすることです。蘇生に成功したら延

命処置に移るかもしれません。そこまで考えてから決断してください」と早口で説明しました。

しかし静かに見守ることができなかったのでしょう。ご家族は私の電話を切ったあと、すぐに救急車を呼ぶことを選択されました。ほどなく到着した救急隊員から折り返し、主治医である私のところに確認の電話がかかってきました。

「この方、百歳を過ぎた方ですが、本当に心肺蘇生処置をしてもよろしいんですね？」

私は「どうやら、ご家族がそれを希望されているようですから……」と、言うことしかできませんでした。桃田さんは、常日頃から冒頭のような最期の希望を口にされてはいましたが、文書として、つまり〈リビングウイル〉としては何も書き残してはいなかったのです。日常のおしゃべりの中でいくら「私は自然にポックリ、痛みに苦しむことなく逝きたい」と本人が話をしていても、いよいよ、という時に、ご家族はそんな会話は忘れ、**「やれる延命治療は全部やってほしい。何がなんでも命を助けてほしい」**と真逆の希望を出してくることが多々あります。

それが愛だと思っているのです。

しかし、愛とエゴイズムは紙一重であることを忘れないでほしいと思います。

ご本人の痛みや気持ちを想像もせずに、理想を押し付けることは、少なくとも愛情ではありません。

さて、いったん心肺停止に陥った桃田さんは救急隊員の迅速な処置の甲斐もあり、無事蘇生に成功しました。だからといってすぐに自宅に帰れるわけではなく、その後は集中治療室で人工呼吸器につながれました。そして1ヵ月後には、奇跡的と言っていいでしょう、呼吸器が外れました。

しかしその1ヵ月の入院で急激に認知症が進行していました。

あんなにしっかりしていた桃田さんはもう、日常会話はもちろん、ご家族の顔を見ても、分からなくなってしまいました。

1ヵ月前までは、ご家族の介助なしでふつうに食事を楽しんでいましたが、もはや、食事をうまく飲み込むことができません。

命は助かった。しかし、食べることも会話することもできなくなった。

90代以上の方が救急車で運ばれて無事に命を取り留めた場合、このようなコースを辿《たど》る方が時々おられます。せつない話です。

さらに1ヵ月が経過したある日、それまでの中心静脈栄養（＝ＩＶＨ）に代わって、胃ろうが造設されました。

結局、桃田さんは「自宅に帰ることはできない状態」と判断され、そのまま次の老人病院へと移されました。お見舞いに行くと、植物状態ともいえる様相でした。

桃田さんが一命を取り留めたことに、ご家族はとても喜ばれていました。

しかしその後は……「長尾先生、どうしてこうなる可能性があることを、あの時教えてくれなかったんですか」と責められたこともあります。「僕はきちんとお話ししたつもりですが」と話しても、そんなことはもう覚えていません。

もはや食事を楽しむこともできず、人工栄養のみで「生かされている」この状態は、本当にご本人が希望されていたことでしょうか。

なぜ、平均寿命を大きく超えて、百歳になられた方がここまで延命治療を受けなければならないのか。

実は、桃田さんの人工呼吸器による治療が始まった翌日、ご家族のおひとりが私のところに相談に来られました。

「やっぱり延命治療を拒否したいのです。寝たきりになって、いろいろな管につながれて、かわいそうで見ていられません」

「**それは延命治療ではなく、まだ救命処置の段階です。**もっとも人工呼吸器が外せない状態が続けば延命治療に移行しますがね。延命治療はいったん始まってしまうと、患者さんの意思やご家族の想いとは違ってきても、中止することは困難です。もし中止すると、医師が罪に問われる可能性があるからです」

私はそう説明するしかありませんでした。

桃田さんは百歳。「急変」が近い将来に起こりうることは、平時からでも十分に予測できていたはずです。そしてご高齢者には、お餅を飲み込む時には危険が伴います。データを出している東京消防庁と大阪市消防庁の管轄内だけで、お餅を詰まらせての緊急搬送が年間百人以上といいますから、全国規模でいったら千人以上にはなるでしょう。

私は日頃からご家族に、**「ご本人の希望を尊重するなら、窒息しても息が止まっていれば救急車を呼ばないという選択もあり得ます。病院に運ぶということは、蘇生処置を希望し、生きていれば延命治療に至る可能性まで想定してください」**などとお話していました。

お餅を喉に詰まらせての窒息は確かに苦しい状態です。救急車を呼ぶよりも前に指を突っ込んで吐き出させること。取れなかった場合は、後ろから抱きかかえてから、片方の手で拳を作り、もう一方の手でその拳を包むようにして、鳩尾《みぞおち》の下から突き上げるようにして叩く。もしくは、背中から左右の肩甲骨の中間あたりを手の付け根で強めに叩くこと。

勝負は数分間です。その後、状態によっては息苦しさを感じて胸の痛みを訴えるでしょう。しかしその後は、徐々に気が遠くなるようにして意識を失い、亡くなっていくでしょう。

しかし、いざそうなるとご家族はすっかり慌てふためいてしまい、救急車を呼ぶだけで精一杯。

救急車を呼ぶという行為を良いとか悪いとか言っているのではありません。

これはよくある現実の話です。いざお餅を喉に詰まらせた時は救急車を呼ぶ方が大半でしょう。しかし、平均寿命を過ぎた人の場合は、その直後から待ち受けている現実もぜひ知ってから行動したいものです。

痛みを和らげるために……医療用麻薬は怖くない！

第一章の大橋巨泉さんの闘病の際にも少し紹介しましたが、現在、我が国の医療現場では3系統の医療麻薬が使われています。

モルヒネ、オキシコドン、フェンタニル系統です。２０１２年の統計によると、日本の国民ひとりあたりの年間オキシコドン消費量は、世界71ヵ国中32位でした。モルヒネ消費量でみても日本は世界１５８ヵ国中42位。先進国の中ではかなり消費量の少ない国です。この背景には、我慢が美徳とされる国民性と、さらに、「麻薬」という言葉に対しての根強い抵抗・偏見があるように感じます。

しかし、医療用麻薬といわゆる麻薬は全く違うもの。モルヒネは、医療用麻薬として適正に使われれば、薬物依存や慢性中毒になる心配は全くありません。これだけでも多くの人に覚えておいてほしい。

さて、2015年に、大腸がんで54歳という若さで亡くなられた今井雅之さん。死ぬわずか1ヵ月前に、ステージ4であると記者会見で公表しました。肉体派俳優だった今井さんが短期間でこんなに痩せられるとは……現場にいた記者たちの困惑が、テレビ画面を通して伝わってくるような記者会見でした。その席で、今井さんはこんな発言をしていました。

「夜中にこんな痛みと闘うのは辛い」

「(医者には) モルヒネで殺してくれ、と言いました。安楽死ですね……」

私はテレビを観ながら絶句しました。痛々しくも、たくさんの誤解をされていたからです。ここまで読んでくださった読者はもうお分かりでしょう。今井さんは、3つの誤解をしています。というよりも、彼に3つの誤解を伴ったまま闘病を続けさせている罪深さに、私はいたたまれなくなったのです。

誤解その①：医療用のモルヒネで死ぬことはありません。

誤解その②：日本で安楽死はできません。

誤解その③：抗がん剤のやめどきを間違えずに、また、緩和医療を上手に受ければそんなに痛いと感じることは、まずありません。

今井さんは、緩和医療をうまく受けられていなかったのではないか。また、未だに「が

医療用麻薬、3つの誤解

＊中毒になる　→　なりません！

＊死期を早める　→　早めません！

＊最期に使う薬　→　違います！

もしあなたのドクターがこんな発言をしたのなら、緩和医療に詳しくないのかもしれません。別の先生を探してみるのも一つの手です。

んは痛いのが当たり前」とか、「抗がん剤の副作用が出るのは、その薬が効いている証拠だ」とか、がんの痛みで苦しんでおられる患者さんに向かって根性論を振りかざす医師が存在することも確かです。

当たり前のことですが、痛みは根性論で克服なんてできません。「痛いからなんとかしてください」と言うのはカッコ悪いとか、みっともないとか思っても、良いことは一つも生まれません。

どんな痛みであっても、具体的にはっきりと看護師さんや主治医に伝えること。どのように、どれくらい痛いかは、きちんと言葉で説明しないとなかなか伝わらないものなのです。極端な話、言ったもん勝ちなのが緩和医療です。

しかし、モルヒネや麻薬と聞いただけで、医者の中にさえ「中毒になる」とか「死期を早める」とか「最期に用いる薬」といった誤解をしている人がいます。あるいは、大橋巨泉さんの在宅医がそうだったように、未熟な技量で緩和医療をやっている人も中にはいます。こうした状況からも分かるように、日本はまだまだ、緩和医療では後進国。痛くない死に方を考えるのであれば、元気なうちから、緩和医療の知識と理解のある主治医を見つけておくことをお勧めします。やはり在宅看取り数が目安になります。緩和ケアがしっかりできないと、在宅で看取りには至りません。

今でも忘れられない、痛すぎた延命死

もう30年以上も昔の研修医時代のことですが、今でも忘れられない患者さんが何人かおられます。

そのひとり、マサル君は当時26歳で、私と同い年でした。急性白血病と診断されて緊急入院し、いったんは抗がん剤で「来週には退院できるかもしれない」というレベルまで回復したのですが、急激に病状が悪化しました。入院3ヵ月目には危篤状態に陥りました。

「おそらく今夜がヤマ」という時です。

抗がん剤の副作用で彼の髪の毛は全て抜け落ち、顔はパンパンに膨れあがり、口の中はカビによる感染で血だらけでした。

「もうあかん。いや、なんとか彼の命をつなぎ止めたい」

未熟だった私はあらゆる延命治療を施していました。最後には、すでに呼吸停止した彼の上に馬乗りになり、泣きながら心臓マッサージまでしていました。

頭では分かっていました。自分が今している行為になんの意味もないことを。同じ歳の人間同士なのに、私は彼の上に乗って、意味もない、肋骨を折りながらの臨終儀式をただ演じているだけ。ごめん、本当にごめん、助けてあげられなくて、こんなに苦しめてしまって本当にごめん。——彼は26歳で死に、私はあの時から、倍以上の時間を生きていますが、彼の死を忘れることができません。

医師としての経験はたった1年でも、どこか後ろめたさは感じていました。「申し訳ない」という気持ちでいっぱいでした。ご両親に死亡宣告する私の声は震えていました。マサル君にとって、なんのための3ヵ月やったんやろか。

痛い骨髄穿刺《せんし》ばかりを繰り返して、一つも楽しい思い出を作れなかった……。大きな無力感と、自責の念でいっぱいでした。

マサル君だけではありません。たくさんの最期に立ち会うたびに、「自分がやっていることは、何か違うぞ」という思いが強くなりました。これ以上何をやっても無駄と知りながらも、先輩医師に教えられた延命処置を行う日々が続きました。

その後、勤務医としての11年間にアルバイト先や当直を含めると、約1000人の最期を診ました。

多くは管だらけの最期でした。形容しがたい苦痛とセットでした。一方、開業してから在宅で看取らせて頂いた患者さんも**約1000人になりました。そしてそのほぼ全てが病院時代には考えられないほど、とても穏やかな、自然な最期でした。**

この差は一体、どこからくるのでしょうか？

日本人は誰もが最期まで尊厳を保って生きる権利を有しています。憲法第13条の幸福追求権です。

「延命治療」は受けず、しかし「緩和医療」はしっかり受けて平穏な最期を迎えたい。もしそんな終末期を過ごせるなら、在宅でも、病院でも、ホスピスでも、施設でも、場所なんてどこでもいいのです。

しかし現実には、多くの病院ではどうしても延命のほうにばかり力を入れがちで、緩和医療は後回しになりがちです。その結果、多くの患者さんが「平穏」からはほど遠い状況での死を迎えているように感じます。終《つい》の棲家《すみか》と決めて入所した施設でさえも、いざ終末期になると、いとも簡単に救急搬送を依頼するケースが多いようです。最後は病院で延命治療を受け、不要に苦しみながら旅立っていく……そのように見えます。痛くない死、苦しみの少ない死、すなわち平穏死を叶える場として、日本の現状では、まずは「在宅療養」をいちばんにお勧めしています。

日本国憲法第十三条（幸福追求権）

　すべて国民は、個人として尊重される。
生命、自由及び幸福追求に対する国民の権利については、
公共の福祉に反しない限り、立法その他の国政の上で、
最大の尊重を必要とする。

魂の痛みとは何か？

痛みとは、実に奥深いものです。身体ではなく脳が感じていることであり、人間には、多面的で多層的な痛みがあることは、皆さんも実感としてご存知だと思います。痛みには大きく分けて4種類あると言われています。

①肉体的痛み。いわゆる、日常に感じる身体的な痛みのことです。日常生活に支障を来します。

②精神的痛み。これは、不安感や恐怖感、怒りやうつ状態などの、心の痛みのことです。

③社会的痛み。病気のために仕事を失い、経済的に苦しくなったり、社会や友人と縁が切れたりすることによる痛みのことです。

④魂《スピリチュアル》の痛み《ペイン》。精神的痛みよりも深い、私の人生は何だったのか？　といった人生の意味への問いかけや死生観への懊悩《おうのう》から来る痛みのことです。

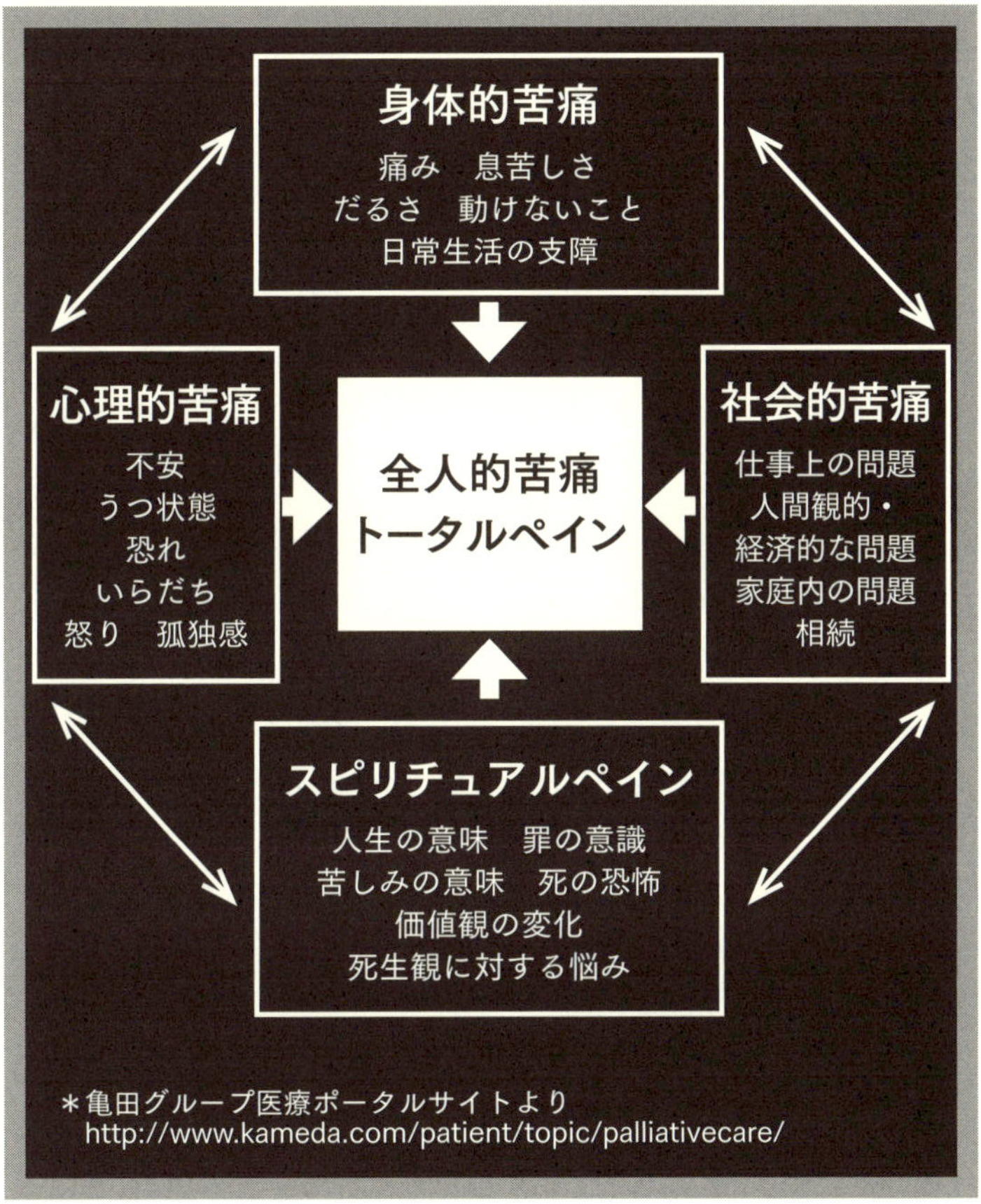

＊亀田グループ医療ポータルサイトより
http://www.kameda.com/patient/topic/palliativecare/

これら4つを合わせて、**全人的な痛み、もしくはトータルペインと呼びます。**「全人的な」とは、知識や感覚など、人間らしさを表現する言葉です。これは多くの医学書に書かれていて、医療者は必ず勉強しているはずです。細かいことかもしれませんが、終末期医療に携わる者としては、**魂の痛み（スピリチュアルペイン）が4番目であることに疑問を持っています。**

人間は感情の動物です。身体的痛みであれば、薬を使って上手にコントロールすることが可能です。しかし、どんなに身体的な痛みのコントロールが上手な医師であっても、それだけでは名医と呼べないのです。

たとえば、終末期を迎えたがん患者さんから、**「もう早く死んでしまいたい」「いっそのこと殺してほしい」**と訴えられることはよくあります。これはまさに、魂の痛みであり、魂の叫び。**「もっと生きたい」**の裏返しなのです。この魂の痛みを、モルヒネでコントロールすることなどできません。そして、前図にあるように、それぞれが単独の痛みであるわけではないのです。身体的痛みが社会的痛みにもなるし、魂の痛みが身体的痛みへとつながることもあります。

これは、がんの人に限った話ではありません。特に私が今、興味があるのは認知症の人のスピリチュアルペインです。

私は認知症の人の介護施設にも定期的に訪問をしているのですが、いつ訪問しても皆さん、テーブルに伏して寝ています。その部屋は、悲しみに満たされています。その中で、いつ行っても起きているご婦人がひとりだけいるのです。「あら、長尾先生……」と私の名前まで覚えてくれているのですが、「どうですか?」と訊くと、「はい。皆さまにお世話になって私はすごく幸せものです」と、いつも同じ返事が。しかし、表情はいつも能面のようです。感情を失ったロボットにオウム返しをされているような気持ちになります。

孤独の中で、もう、生きることの意味を問うことすら諦《あきら》めてしまっている……私はこの人の魂の痛みを、行くたびに深く感じ取ります。認知症の人を見ていると、ときどき、魂の痛みに耐えきれず、そこから逃れるために、あえて脳がすべてを「忘れなさい」と指令を出しているのではないかな、と思うこともあります。

こういう時は、人間の医者よりも、犬や猫の方が実に良い仕事をします。ワンちゃんを抱いてもらうだけで、表情を取り戻し、言葉を取り戻すこともあるのです。日本でもようやく、アニマルセラピーという言葉が認知され始めました。小さくて温かな彼らに触れるだけでしばし痛みは消えてなくなるのです。

第三章

「長尾先生、思ったより楽に逝きました」

……それが平穏死

がん終末期の場合

「自分の死はまだまだ先だろう」と、99％の人は楽観的に考えています。もはや余命1日の末期がんの患者さんでも、「私はあと3年は生きられるはずだ」と言い残して旅立っていかれます。「平穏死」という言葉は有名になりましたが、多くの人にとっては、実感が湧かないでしょう。**「死」は常に他人事です。**ここでは、私の日常の中にある、下町の患者さんに教えて頂いた平穏死のエピソードを少しご紹介しましょう。

まず、末期がんにおける平穏死について書きます。**末期がんの平均在宅期間は1ヵ月半です。在宅療養が始まったと思っていたら、あっという間に最期が訪れます。短期決戦型です。**末期がんは、不治の病と広く認識されているので、いろいろな病気の中では在宅ケアが最も容易です。まさに平穏死ばかりですが、緩和医療がベースにあることが大前提です。一般的に、余命1ヵ月になると、徐々に食べる量が減っていきます。多くの在宅ホスピス医や海外の病院では、食事量が減っても人工的な栄養補給をほとんど行いません。しかし日本の多くの病院では、かなりの量の点滴をしています。ちなみに私は患者さんやご家族から希望された場合に、**1日200㎖だけ点滴**をすることがよくあります。

この200㎖には、複雑な思いが込められています。本当は全く点滴をせずに自然な経過を見守りたいのですが、現実は難しいことが多い。10年前、食べられなくなってからも全く点滴を希望されない末期の胃がん患者さんがいらっしゃいました。ご家族も納得されていました。その患者さんは栄養を摂っていないのですから当然、日を追うごとに痩せていきました。私は、点滴を拒否された時点で、あと2週間くらいかな？と思っていたのですが、その患者さんはなんとその後、2ヵ月間も生きられました。末期がんとは思えないほど穏やかな状態で、時々は食べ物を口にし、亡くなる前日までトイレも自分で行かれました。とても自然な最期を迎えられました。まさに平穏死でした。

しかし亡くなってから2ヵ月後、奥さんが泣きながら私にこう言ってきました。普段はほとんど顔を合わせることのない、大変な時もほとんど手を貸してくれない、いわゆる〝遠くの親戚〟から**「病院に入れずに家で餓死させた。なんて残酷なことをしたのだ」**と非難されたと。本人もご家族も納得しての平穏死だったはずが、後になって遠くの親戚に悪く言われて、突然後悔の念にさいなまれるご家族を、何組か見ました。私自身も、とても残念でした。

実はこれは、日本人に限ったことではありません。南米から来ていた出稼ぎ労働の患者さんを在宅で看取った時の話です。がんの終末期の彼には、奥さんの希望で毎日200㎖の点滴をしました。その光景を、奥さんはしっかりビデオ撮影。理由を訊くと、「故郷の家族や親戚に、最期まで医療を受けたということを映像でちゃんと証明するため」とのこと。ああ、外国も日本と一緒だなと思いました。


ご遺族に後悔や疑念を絶対に残したくない。そのためにも、せっかくの平穏死を台無しにしない工夫が必要です。「食べられないのなら少しの点滴くらい」……がいわゆる人情ならば、「自然」にそれほど反しない量であろう200㎖程度の点滴をしようと思い直しました。看護師は点滴をしている間、本人やご家族の話を傾聴《けいちょう》できます。たった200㎖でもステロイドを少量入れると、かなり元気になります。それを見たご家族からは「もっとたくさんの点滴を」と必ず言われます。しかし私は「500㎖以上点滴すると、腹水や胸水、痰が増して苦痛のほうが大きくなりますよ」と説明し、200㎖で納得してもらいます。

また、呼吸苦を改善しようと、ご家族が薬局から携帯用酸素を買ってきて一生懸命吸わせている場面に何度も遭遇しました。酸素吸入は、肺気腫や慢性心不全の患者さんには、生活の質（ＱＯＬ）を改善し寿命を延ばすことが分かっています。

一方、末期がん患者さんへの酸素吸入は、呼吸苦の軽減や延命には残念ながら大きな効果は期待できません。私は「酸素吸入で寿命は延びませんが、呼吸困難は少し改善するかもしれません。もしご希望があればいつでも酸素を用意しますよ。試しに吸ってからやめて頂いても、全然いいのですよ」と説明しています。医学的効果は不明でも、本人やご家族が満足されるならそれだけでも意味があると考えます。そしてがん終末期の在宅における「平穏死」には、ごく少量の点滴や酸素は「あってもいい」と考えます。

もちろん、麻薬などによる痛みの軽減など、緩和医療はしっかり行います。

老衰の場合

糖尿病も高血圧もがんも認知症も何もない。どう見ても老衰としか言えない緩やかな経過で最期を迎える人が確かにおられます。大半は90歳代以上です。しかし80歳くらいでも「老衰」としか言えない人もおられます。昔、先輩から『死亡診断書に「老衰」とは書くな、医者ならちゃんと死亡原因を特定しろ』と教えられた記憶があります。そのため、死亡診断書に「老衰」と書くことを恥ずかしく思った時期もあります。

しかし最近は、堂々と胸を張って「老衰」と書くことがよくあります。多少の肺炎を合併している場合もあります。その場合、ご家族に訊きます。「肺炎で書きましょうか？それとも老衰で書きましょうか？」この問いには、ご家族はたいてい即答されます。「老衰でお願いします！」。ですから私も堂々と書いています。多死社会において、「老衰」という死因は、まるで勲章のようにも思えます。

そんな老衰への過程にあると思われる高齢者が、徐々に食べられなくなってきたら、在宅療養ではどうするのか？　多くの病院や介護施設では胃ろうでしょうか？　それとも点滴？　価値観が多様な時代の在宅療養では、まさにケースバイケースです。しかしご本人が胃ろうを希望されたケースは私は一度も経験がありません。ご家族が希望されたケースは数例ありました。

老衰の終末期の末梢点滴に関しても、現実にはさまざまです。痩せていくのを見かねて、ご家族や遠くの親戚が点滴を希望されるケースが多いのですが、この場合も、点滴の量はたいてい200㎖。全く点滴をしないケースは、ごく少数でした。文献には500㎖の皮下輸液だけで1年近く生きる例もあると報告されています。

「点滴をして寿命を延ばすのは、自然死とは違うのでは？」と思うかもしれませんが、私はご本人とご家族が満足してくれればそれで良し、と思っています。

老衰における平穏死への戦略は、**「最期まで食べることにこだわり、胃ろうは造らない」**、**「ご本人やご家族の希望に応じて、ときに少量の点滴をすることはある」**、**「毎日の生活を楽しむ」**の3点です。

臓器不全症の場合

先に述べた末期がんと比べると、平穏死が難しいのが臓器不全症です。

臓器不全症とは、慢性心不全、肺気腫、肝硬変、慢性腎不全など、生命に直接影響する特定の臓器の機能が失われる病態を言います。認知症、脳血管障害と並んで「非がん」の代表疾患です。臓器不全症は、適切な医療を施せば、寿命の延長がかなり期待できます。うまく治療すれば「最長不倒距離」も狙える一方で、どこで終末期の線引きをするかが非常に難しい病態とも言えます。現実には、「不治かつ末期」との判定が難しい場合が多い。ですから患者さんもご家族も病院の医師も、最後の最後まで治療を続けることが多く、そのため、結果的に平穏死から少し外れる最期になる可能性があります。

迷った時は**「在宅医療の目標＝生活の質（QOL）×寿命を最大にすること」**という原点に立ち戻って考えます。

臓器不全症の終末期が近づいたと思った時、治療を諦めることがあるのは、老衰と同じです。治療のデメリットがメリットを上回ると感じた時が終末期です。

しかし、終末期ではないと思われるのに早々に治療を諦める患者さんがおられます。まだ患者さんのメリットが期待できる場合は、医師として治療継続を勧めます。たとえば慢性心不全の場合、2~3年間に何度か入院加療を繰り返して生き延びてきたものの、今回ばかりは無理だと感じることがあります。その場合は、十分な話し合いの上、自然な最期を迎えます。

臓器不全症に代表される「非がん」の在宅看取り率は、一般的にそう高くないのが現実です。当院では末期がんの在宅看取り率は約9割ですが、非がんの在宅看取り率は約4~5割と、半分以下です。非がんの在宅看取りの難しさがうかがえる数字です。

「臓器不全症の終末期医療と平穏死」が、今後の大きな課題であると思います。代表的な非がん疾患である認知症終末期については、次に述べます。

認知症終末期の場合

認知症の終末期には、自ら意思表示が困難になってきます。終末期に意思表示ができなくなる病気には、臓器不全症のひとつである肝硬変終末期の肝性脳症（肝臓の機能低下に伴う意識障害）もありますが、こちらは脳症を乗り越えられれば、また意思表示ができるようになります。

認知症終末期になると、嚥下困難になり誤嚥性肺炎を繰り返すようになります。誤嚥性肺炎とは、食べ物などが気管支や肺に入ってしまい、肺炎が起こる病態です。それを避けるため、お腹に穴を開けて管を通し、胃に直接流動食を注入する胃ろうの造設が検討されます。もはやご本人が十分に意思表示できないので、ご家族が決めることが多いのですが、「胃ろうを造らないと死にますよ」と医師に言われ、「では、とりあえず」と気軽に承諾してしまうケースが珍しくありません。

私は認知症終末期における平穏死は、胃ろうを選択しないことだと考えています。

頑張って、最期まで自分で食べられるように支援します。箸やフォークが使えなくなったのなら、手づかみで食べればいい。誤嚥性肺炎を起こせば、抗生剤で治療をします。しかし、また誤嚥性肺炎を起こしますが、それでいいのです！　また、施設などでスプーンを無理やり口に突っ込んで、まるでブロイラーのように食事を食べさせられている人は誤嚥しやすいのですが、自分で手づかみで好きなように食べている人は、誤嚥することはまずありません。

そもそも「人間は誤嚥しながら生きるもの」が、私の持論。

入院中に胃ろうを造られて自宅に帰ってきた認知症終末期の患者さんの多くが、在宅では口からしっかり食べています。「なーんや、食べられるやんか！」と何度つぶやいたことでしょうか。それでも最期が近づいてくるにつれ、ほとんど食べられなくなっていきます。残念ですが、これは自然の摂理です。しかたがありません。

「最期まで口から食べること」が、私が考える認知症終末期の「平穏死」の条件です。

人工透析と人工呼吸

人工透析は、腎不全に陥った方に行います。専門施設で血液透析機を使って行う血液透析と、自宅で腹腔内に挿入したカテーテルから透析液を入れ腹膜を使って行う腹膜透析がありますが、前者が大半です。日本では今、約30万人の方が人工透析を受けておられます。しかし私の患者さんの中には、人工透析を拒否されたご高齢の患者さんが過去に数人おられました。

これはちょっと極端な例ですが、透析拒否のまま20年以上生き延びた人を見たことがあります。初めてお会いした時の血清クレアチニン値は24㎎／dℓでした。一般に血清クレアチニン値が8～10㎎／dℓ程度になれば、人工透析ないし腎臓移植を検討します。24とは、驚くほど高い数値だったのですが20年以上も死ななかった……。ということは、そもそもこの患者さんには、人工透析は必要がなかったのです。**しかも90歳近くまで生きましたから、腎不全で亡くなったというより、老衰で亡くなったようなもの。**おそらく腎不全状態に順応したのでしょう。あらためて生命力の凄さを思い知らされました。人間には、適応力という不思議な力が備わっているのです。私は人工透析にどれくらいの延命効果があるのか、正確な数字を知りません。一般に透析患者さんの平均余命は健康な方の半分と言われています。また、透析期間と延命期間をイコールで考えるべきではありません。これは、先に胃ろうの項でお話ししたのと同じ理屈になると思います。

最後に、人工呼吸についてです。口からチューブを入れる気管内挿管法、特殊なマスクを鼻や口に固定する非侵襲的陽圧換気療法、首から気管にチューブを入れる気管切開法があります。**肺疾患や神経難病で呼吸不全に陥った場合、人工呼吸器は命綱となります。自発呼吸ができなくなった神経難病患者さんや頸椎損傷の患者さんにとっての人工呼吸器は、人工栄養同様、足の悪い方への車椅子と同じ、大切な福祉用具です。**福祉用具を使えば、生活を楽しみながら生きていけます。全身状態が良ければその病気の終末期ではないので、「延命治療」という言葉は本当は適当でないと思います。

自宅で生活するという「モルヒネ効果」

在宅療養されている末期がん患者さんは、最初から「在宅で過ごしたい」と望まれるわけではありません。そんな人はむしろ稀です。

「私はね、元気だった頃、病院で在宅療養のパンフレットを見ると無性に腹が立ったんよ。なんてひどいことを言う医者がいるのかって」

こんなふうに私に仰ったのは、小川香代子《かよこ》さん。がん患者さんの看護を専門にする看護師さんで、50歳の時に遠隔転移した大腸がんが見つかりました。発見時にはすでにステージ4でした。

「末期がんの患者さんを家に帰そうなんて、看護師時代はこれっぽっちも考えたこともなかった。でも、自分自身が末期がんになって、初めて分かった。確かに、長尾先生の言う通り、**自宅は世界最高の特別室やわ**」

これが看護師から患者に変わった小川さんの正直な感想でした。

彼女の部屋は、本当に素敵な空間でした。壁には身内や友人からの励ましの手紙や写真がいっぱい。ベッドサイドには痛みをすぐに取り除くための麻薬が置かれていましたが、可愛らしいお菓子の箱に入れてあり、「薬」とはすぐに分かりません。「そばにあるだけで、お守りのように気持ちが楽になる」と小川さん。友人から送られたカラフルな千羽鶴が壁に飾られ、子供や夫がいつも交代で付き添っていました。がんが脳にも転移したため、左上下肢が不自由になっていましたが、ご家族との生活に満足されていました。いつも穏やかな表情で、天気のいい日は、ご家族に車椅子を押してもらい、近くを散歩されることもありました。「抗がん剤治療をやめてからバリバリ元気になったし、明るくなった」と自己分析もしていました。

病院から自宅に戻られた患者さんの多くが、同じことを言われます。ご家族からも「自宅に戻ってから表情が明るくなった」「食事量が増えてよく寝られるようになった」「痛みの訴えが少なくなった」「怒りっぽかったのが、穏やかになった」といった声をよく聞きます。これを、**「自宅で生活するというモルヒネ効果」**と私は勝手に呼んでいます。

病院より家のほうが痛くない⁉

がん患者さんが在宅療養を検討する場合、痛みの緩和に対する不安が根強くあるようです。「病院でないと、痛みの治療を行ってもらえないのではないか？」「家でも病院と同じように痛みのコントロールはできるのですか？　そこさえクリアできるなら家に帰りたいですが」とよく訊かれます。

むしろ、在宅という生活の場こそ、痛みの治療には適していると感じます。在宅医も緩和医療の最新技術を学んでいますので、その心配は無用だとお答えしています。がんの痛みには、まず、NSAIDs（エヌセイド 非ステロイド性抗炎症薬）という痛み止めを使い、不十分なら麻薬を上乗せして使うことがＷＨＯ（世界保健機関）で推奨されています。最近は使いやすい麻薬が続々と登場し、痛みの治療は、一昔前に比べて格段に進歩しています。即効性を発揮する液体の麻薬や、安定した血中濃度を保持する貼り薬の麻薬などは、末期がんの在宅医療において強力な武器となりました。

病院から自宅に戻られた患者さんを最初に訪問した時、「どうして？」と驚いたことが何度もありました。病院で使われていた麻薬の量があまりにも少なかったのです。この量では患者さんの痛みに全く対応できていない。そう評価して即日、麻薬の量を増量しました。毎日少しずつ調節し、痛みがほぼ消失する麻薬の量を探しました。その数日後には笑顔が出ました。痛みが消えれば、動けるし、食べられるし、笑えます。緩和医療という医療技術の発達を実感する日々です。

もちろん痛みが軽くなったのには、麻薬の効果に加え**「自宅効果」**や**「家族効果」**も関与しています。

自分のベッドの横にはご家族が休める場所があって、好きなものを作って好きな時に食べられる台所があって、いつでも外出でき、いつでも好きなところへ行ける。消灯時間や食事時間に縛られず、好きなように毎日を楽しめる。何かと制限がある病院に比べ、どちらが心身ともにリラックスできるかは明らかです。

趣味ざんまいの療養で痛みを軽減

在宅療養の良さは、旅立つ直前まで趣味や生き甲斐を存分に楽しめることです。ギャンブル好きだったある60歳代の胃がん末期の患者さんは、病院を退院したその日から車椅子でパチンコ屋さんに連日通われました。それこそ旅立つ前日までフィーバーしていました。彼にとって、パチンコが人生そのものでした。

旅行が趣味だった40歳代の肝臓がん末期の患者さんは、痩せた身体で奥さんと大好きな海外旅行を楽しまれました。「今、ヨーロッパにいます。でも湖の上で吐血しました。どうしたらいいですか?」と国際電話がかかってきました。幸い、大事に至らず無事帰国されてホッとしました。それから間もなく、奥さんと愛犬が見守る中、静かに旅立たれました。国内や東南アジアへ2~3泊程度の家族旅行を楽しんでから、旅立たれた末期がんの患者さんも何人もおられました。まさに、最後の思い出の旅でした。

病院に入院すると、外泊とは、1~2日自宅に帰ることを言います。しかし在宅療養での外泊とは、旅行先での宿泊。あるいは**「外国泊」**のことです。同じ「外泊」ですが、内容は全く違うのです。

今の私には、病院は患者さんが病気を治してもらう代わりに我慢して入る牢獄のようにも見えてしまいます。在宅ならば、最期まで楽しんで生活する人がたくさんおられます。病院での外泊は、「牢獄」から「生活の場」への一時滞在に過ぎません。しかし在宅療養は「生活の場」であり、「趣味や生き甲斐の場」にも自由に移動ができます。同じ「移動」でもその意味は全く異なります。

旅立つ直前まで、書斎にこもってひたすら読書ざんまいだった末期がんの患者さんもおられました。もうすぐ死ぬのだから、今さら本など読んでもしかたがないだろう、なんて考えるのは大間違い。

最期まで好きなことができる「自由」こそが、痛みを忘れる最高の緩和医療であり、人間の「尊厳」ではないでしょうか。

痛みに合わせて麻薬を増量。最期は友人に囲まれて……。

この章の終わりに、若くして末期がんで旅立っていった患者さんの話を紹介したいと思います。

大学病院から届いた20歳代の患者さんの紹介状には、「口腔がん（末期）」という病名が書かれていました。本人とご家族が「最期は自宅で過ごしたい」と強く希望し、退院を決めたそうです。まだ若いのに末期がんとはお気の毒に……。そんな気持ちを抱え、退院したばかりの患者さんを、訪問看護師と一緒に訪問しました。

まだ青年の面影を残す若き患者さんは、横を向いてしか寝られない状態でした。顔面の片方が、手術や放射線医療で欠損しているようでした。顔の向きを変えようとすると激しい痛みが走るので、病巣を診ることができません。さっそく退院当日の夕方から麻薬を中心とした「在宅緩和ケア」を開始しました。

痛みに合わせて連日、麻薬を増量。痛みと麻薬の追いかけっこです。痛みを制する麻薬の量はどれくらいか、それを探り出す作業を「タイトレーション」と言います。施設ホスピスでは数時間おきにチェックするそうですが、在宅の場合、1日単位で増量して様子を見ます。彼の痛みに合う麻薬の量まで辿りついたのは、1週間後でした。安静時の痛みはなんとか制することはできましたが、食事量が少ないのでどんどん痩せていきます。口を動かすと激しい痛みが襲うので、おしゃべりもままなりません。

看護師は連日、訪問しました。ご両親は自営業を営んでおり、1階が職場で、2階が住居です。昼休みに訪れると、患者さんはご両親と並んで3人で寝ていることがありました。ある日、部屋に入ると、男女数人の若者が患者さんの周囲に寝ていました。彼らは、患者さんの高校時代の同級生。すでに社会人となりバラバラになっていた仲間たちが、彼の病気をきっかけに連絡を取り合い、彼の家での「添い寝」が習慣になったとのこと。皆さんまだ若いので仕事が忙しい。その合間を縫って、交代で来ているそうです。中には職場からその家に直行したり、休みを取って添い寝を買って出る若者もいました。

彼は高校時代、超人気者だったそうです。体が大きく、男らしく、歌と踊りがピカイチ。そういう話を聞かなくても、連日訪れる友人たちの数を見ると、彼の超人気ぶりは簡単にうかがい知れました。

そんな中、彼は日に日に衰弱し、確実に体が小さくなっていきました。高校時代の写真に写ったがっしりした姿とはもう違う姿です。安静時の痛みのコントロールはほぼできたものの、体を動かすと激痛が走り、同じ方向しか向けず、寝巻を着替えることもままなりません。もはや、誰の目から見ても末期としかいえない状況でした。

そんな療養生活を、患者さんは満足しているのか気になっていました。一度「もう1回、入院する?」と訊いたら、即座に拒否されました。患者さんなりに在宅療養を楽しんでいることが確認できて、少し嬉しかった。

退院して1ヵ月半が経過したある日、ついに「その時」が近づいてきました。ご家族への看取りの講話は1時間以上かかるので、通常、夜に行います。私は患者さんの前では決して悪い話はせず、前向きな話しかしません。患者さんとは別の部屋で行いましたが、いつもと違ったのは、「聴衆」が異様に多いこと。ご家族に加え、友人、知人など、ざっと数えても20人以上いたのです。

夜の診察を終えて、その日2回目の訪問をしました。すでに家の前に臨終の時を待つ人だかりができていました。玄関の戸を開けると、1階にも階段にも人があふれ、2階の彼のもとに行くまで、何人もの若者を押し分けなければいけない状態でした。ゆうに百人は超えていたでしょう。若者たちも全員が静かに手を合わせて祈っていました。幸いなことに、その夜には何も起こりませんでした。

翌日も、さらにたくさんの人が患者さんを囲んで祈っていました。

「今日が最後の夜になりそうです」とお話しすると、母親は大粒の涙を流しながらうなずき、父親は無言で聞いていました。

「今、息を引き取りました」という連絡が携帯電話にあったのは、その夜でした。

母親の声は比較的穏やかでちょっと安心しました。死亡診断書を用意して患者さんの自宅に向かいましたが、到着すると、家の前には、前夜以上の数の人が集まっています。その人込みをかき分け中に入ると、その中心には、ご家族といつものメンバーが座っていました。

呼吸停止の電話を受けてからもう30分以上経っています。

呼吸が停止していたら、当たり前のことですが、その人は亡くなっている、はずです。時間が経つと死亡確認はいわば儀式のようなものになります。私は、その儀式に臨もうとしました。その時、彼が小さく息をしたのです！

「まだ頑張ってますよ！　生きています！」

あの時の歓声を今でも忘れることはできません。ほんの少しですが、患者さんと話をすることもできました。友人、ご近所、小学校、中学校の先生……彼の最後の言葉を聞き逃すまいと皆が耳を傾けていました。

持ち込んだ死亡診断書を隠すようにして車に持ち帰り、コンビニで夕食を食べていると、また携帯電話が鳴りました。「今度は本当に呼吸が止まりました」と、母親の静かな声。

さっき帰ったばかりの道を引き返すと、群衆はまだ帰らず残っておられました。3時間前と同じように人込みをかき分け、彼のもとに寄りました。しかし、またかすかに息をしていました。死の直前になると、呼吸がいったん止まっても、その後再びかすかな息をすることがよくあるのです。「まだ、生きておられますよ」。今度は帰宅しました。

眠りに入りかけたとき、3度目の携帯電話が鳴りました。彼の家に着いたときは午前2時を回っていました。群衆が路上にあふれています。この3度目の診察でも、彼は息をしていました。ただ前の2回より呼吸は微弱で、もはや完全に意識はありませんでした。経験上、こうなるとあと1時間ほど。こういう時、家の中で休ませてもらうこともあるのですが、今回はそんなスペースはありません。「何かあったら、呼んでください」と言って、家の前に停めた車の中で仮眠することにしました。

ちょうど30分経過した頃、ひとりの若者が車の窓をノックしました。患者さんの様子を見に行くと、息は本当に止まっていました。

「大変残念ですが、たった今、ご臨終です」

家中を埋めた群衆は一斉に泣き出しました。全員が彼の名前を呼び、叫んでいます。そして私もつい、もらい泣き……。

医師という職業は、患者さんの臨終のたびに泣いていたら、心も体も保《も》ちません。あくまでも冷静を保ち、ご家族をいたわることが、本来の立場です。しかし、どうしても、涙をこらえられない時もある。同じ人間です。たとえ「平穏死」であっても、若者の死を目の当たりにすると、つい涙があふれてしまいます。

気が付いたら彼の体には、周囲を囲んだ人間から10本以上の手がかけられていました。私は看取った後に必ず「患者さんの体を触ってください」と言いますが、私がそう言う前に、皆が彼にすり寄り、触り、さすっていました。

彼が退院後、自宅で過ごした時間はわずか1ヵ月半。延べ何百人もの人が彼を見舞ったそうです。在宅療養ならではの凄い人数です。ご家族や仲間が応援する力の大きさを改めて感じました。病院ではこんな最期はありませんでした。

この若い患者さんは、在宅療養を選ばれて正解だったと思います。いつもご家族や友人と一緒にいられたことに彼はとても満足して、最後まで仲間と生活していました。見事な平穏死でした。まだまだ若かったけど、まさに大往生でした。

現在使われている痛みを緩和する薬

痛みには、「慢性疼痛」と「がん性疼痛」があります。慢性疼痛は、予測される時間を超えて持続する痛みで、進行がん以外による痛みのこと。一方、がん性疼痛は、文字通り、がんによる痛みのことです。どちらも「WHO方式がん性疼痛治療法」にしたがって麻薬を使います。慢性疼痛の場合は、医療用麻薬のうちコデイン、モルヒネ、フェンタニル貼付剤が、医療用麻薬以外ではトラマドール、ブプレノルフィン貼付剤が保険適応です。がん性疼痛の場合は、第一段階として非オピオイド鎮痛薬を選択し、それで鎮痛効果が十分でなければ、オピオイド鎮痛薬を使用します。非オピオイド鎮痛薬にはNSAIDs、アセトアミノフェンがあり、オピオイド鎮痛薬にはコデイン、トラマドール、モルヒネ、オキシコドン、フェンタニルがあります。

［慢性疼痛］

コデイン、モルヒネ、フェンタニル貼付剤、トラマドール、ブプレノルフィン貼付剤など

［がん性疼痛］

NSAIDs、アセトアミノフェン、コデイン、トラマドール、モルヒネ、オキシコドン、フェンタニルなど

第四章

おさらい！　平穏死 10の条件

「毎日、どんなパンツをはいて家を出ますか？」

「今日、もしかしたら死ぬかもしれないと考えて、パンツを選んできましたか？」

講演会でそう訊くと、皆さん、ドッと笑います。

でも、「選んできました！」という顔をなさる人はそういません。

救急医療の現場では、いわゆる救急救命のための蘇生処置は日常です。私も大昔はそのような現場にいました。

意識がない人の大腿部から採血したり、オシッコの管を入れるためにパンツを切り裂きます。救命・蘇生処置に下着は邪魔です。見るからに男らしい男性が、スーツの下に女性用の下着を着けていたことがありました。清潔そうな人のパンツを脱がしてみると、「……」と思ったこともありました。死が比較的身近な私にとって、どんなパンツをはいて家を出るか、いつも意識はしています。

今日、どこかで死ぬかもしれないというのは、自分も例外ではありません。そんな私は寝る前に、翌朝、死んでいる自分の姿を想像することがあります。警察やどこかの医師が自分を検死している場面です。

亡くなった人は皆、自分が死んだことを知りません。多くの人は、自分が知らないうちに死んでいきます。だからこの世に未練があるようにも感じます。しかし、稀にですが、死ぬ前に「自分がもうすぐ死ぬ」ということを察知される患者さんがいます。そんな時、「大丈夫、もうすぐ僕もそこに行くから」という言葉が、本心から出てきます。「少し早いか遅いかだけのことだよ。何も心配ないよ」と。

しかし元気な人が、年がら年中「死」について考えているのも、「病的」です。しかし、私たちは「１００％死ぬ」のですから、そして、明日死ぬ可能性だってゼロではないのですから、全く考えないというのも、「病的」です。

平穏死を考えるということは、最期の瞬間まで、痛みや苦しみはなるべく軽減し、どう自分らしく満足した生き方をするかを考えること。

この章では、前章までのおさらいという意味で、「平穏死を迎えるための10の条件」として大切なポイントをまとめています。ぜひこの10個だけでも、覚えておいてください。

第1の条件　平穏死できない現実を知ろう

「8割の人が平穏死を望んでいるにもかかわらず、8割の人が平穏死できない」のが現実です。これは「平穏死」という言葉の生みの親である石飛幸三《いしとびこうぞう》先生の言葉です。私はその最大の理由は、皆さんが「平穏死ができない現実を全く知らない」からだと思います。

大橋巨泉さんの最期を振り返ってみましょう。がんを何度も克服するも徐々に衰弱し「最期は自宅で安楽死したい」という旨の希望を家族に伝えていました。しかし現実は最期の3ヵ月間は病院の集中治療室で過ごし、そこで亡くなられました。奥様が本人の希望が叶わなかった無念さを語っておられますが、**「あの大橋巨泉さんであっても平穏死は叶わない」**のが現実です。本人も家族も無念さ一杯の最期でした。麻薬の過剰投与があったのではないかという報道もありますが、決して特殊な例ではなく、ありふれた事例だと思ったほうがいいでしょう。

「私は終末期になったら延命治療を拒否し、自然で穏やかな最期を迎えたい」と多くの患者さんが希望されます。しかし本人の想いだけでは、なかなか平穏死できないのが日本の医療の現実です。終末期の患者さんが病院に入院すると、延命治療を受けるのがいわば必然です。延命治療でいったん回復するまではいいのです。しかしいざ延命治療が始まってしまうと、本人やご家族が希望しても、途中で中止することが困難であるのが現実です。

最近、死の間際に「セデーション」を行う病院が多いそうです。セデーションとは「鎮静」のこと。鎮静剤の注射や点滴で意識レベルを下げることです。末期がんの終末期のさまざまな苦痛を緩和するための最後の手段です。私は在宅医としてこれまで在宅でお看取りした1000人中、セデーションを要した患者さんは数人だけです。麻酔薬で意識レベルを下げて、ウトウトさせるか完全に眠らせて旅立って頂く……。緩和医療の世界では、もはやセデーションは当たり前のこと。当院に勉強に来た研修医に訊くと、彼の病院では5割の患者さんにセデーションをするそうです。しかし、在宅医の私はそこまでセデーションの必要性を感じることはありません。**病院では死を目前にしても不要な点滴を続けているので、不要な苦痛が増えて、多くのセデーションが必要になるのではないか。**私はそのように感じています。病院での終末期の不要な点滴が、セデーション需要を増やしている気がしてなりません。

認知症の終末期になると、先にも述べたように誤嚥性肺炎を起こしやすくなります。医師が胃ろう造設を提案したときには、もはや自己決定能力はないので、判断はご家族に委ねられます。拒否すると「患者さんを殺す気ですか？　食べられなくなれば飢死しますよ」と医師に脅されます。そこで「とりあえず」と医師の言葉に従うご家族が大半です。遠くの親戚から「餓死させる気か」と言われて、「どこか腑に落ちないまま、胃ろうを選択しました」と打ち明けたご家族もおられました。

「平穏死」を妨げているのはこうした「終末期医療への無関心」であるように感じます。医療者も患者も市民も、死や終末期医療に正面から向き合わずにここまできました。病気や老衰の終末期に緊急入院をするかどうか、食べられなくなった時どうするか、特にこの2点について、元気な時から家族と一緒によく話し合っておくことが大切です。

平穏死のための第1の条件は、こうした「望んでも簡単には平穏死できない現実」をまずは知っておくことです。

平穏死できない現実を知ろう！

・8割の人が平穏死を望むも8割が叶わない
・8割が管だらけのまま最期を迎えている
・自宅での平穏死を望んだ大橋巨泉さんも
3ヵ月間集中治療室で過ごし最期を迎えた

第2の条件　看取りの実績がある在宅医を探そう

本気で平穏死を希望されるのなら、まず在宅医療を選択肢の一番目にイメージしてください。独居の末期がんでも在宅療養は可能です。**まず「訪問診療」だけではなく「往診」のどちらにも対応してくれる、そして看取りの実績のある在宅医を探すことが大切です。**

ここで訪問診療と往診の違いについてお話ししましょう。このふたつの意味を知らないと、あとで「こんなはずじゃなかった！」と後悔することになります。

「訪問診療」は、あらかじめ申し合わせたある曜日のある時間に医師が訪問すること。それ以外の時間に患者さんの求めに応じて診察に向かうことを「往診」と言います。昔の在宅医療といえば、往診のみだったでしょう。しかし現代の在宅医療制度は、「訪問診療」と「往診」の2大柱から成り立っています。24時間体制の医療費を算定するなら、両方が必須条件です。しかし訪問診療だけ行い、手間がかかる往診は実質的に行わないという在宅療養支援診療所があるそうです。「定期的に往診するので安心！」と謳っていても、緊急対応はしてくれないということも。これは、患者さんから聞いた話ですが、休日や夜間に往診依頼の電話をかけると、医療職でないオペレーターが出てはくれます。しかし、「そうですか。大変ですね。では今から救急車を呼んでどこかの救急病院を受診してください」。

それでハイ終わり、という在宅専門クリニックがあるそうです。

これが本当なら、24時間体制に対する契約違反だと私は思います。「あるそうです」としか言えないのは、すべて私の診療所に飛び込んでこられた患者さんから聞いた話であり、そうしたクリニックは外部からは、ほとんど実態が見えないからです。

そもそも「定期的に往診」という言葉自体がおかしいと思います。定期的なら訪問診療。往診と言うのなら緊急時のはずです。いずれにせよ、「要請すれば、医師が本当にいつでも対応してくれますか？」と確認をしてから在宅契約をしてください。

2006年、国は「在宅療養支援診療所制度」を創設しました。超高齢化社会を見据えて、国が本格的に在宅医療推進を表明したのです。24時間365日体制で訪問診療や訪問看護を提供し、介護や後方支援病院と密接に連携しながら、最期の看取りまで行う診療所群としてイメージされました。全国に約10万軒ある医療機関のうち、約1万2000軒が登録しました。しかし高い診療報酬につられて「とりあえず看板だけでも掲げておこうか」という診療所も多かったのでしょうか。いざ、ふたを開けてみるとその半数以上が「在宅看取り数が年間0人」の診療所でした。少し言葉が悪いかもしれませんが「名ばかり在宅療養支援診療所」が半数以上を占めていました。

その反省を受けて2012年4月から、「強化型・在宅療養支援診療所」というさらにバージョンアップした在宅医療機関群が創設されました。特に「単独型・機能強化型」には、常勤医3名以上、年間看取り数2件以上、緊急往診が年間5件以上といった条件が課せられました。一方「連携型・機能強化型」のほうが一般的で、病院を含む複数の医療機関がしっかり連携して24時間365日をカバーすれば、「3名の常勤医」という条件を満たしていなくても構わないことになっています。このように強力な在宅医療推進政策が現在も続いています。

なぜこれほど「往診」にこだわるのか。**実は在宅医療は、「訪問診療」に負けず劣らず「往診」が大切だというのが私の持論だからです。**ただし、往診に伺うまでに多少時間がかかってもいいのです。ピザの出前のようにはいきません。しかし現代社会には携帯電話があります。医師や看護師が直接お話しすることで、ご家族は安心され解決することが大半です。また看取りの時は、医師法20条（第10の条件を参照）に謳われているように、臨終の瞬間に医師が間に合わなくても大丈夫です。

私のスマホには、およそ300人の患者さんの電話番号が登録されています。これは300床の病院の当直を毎日やっているのと同じで、正直な話、頭よりも体力勝負です。というのも、時間のお構いなしに患者さんからの緊急コールが入るので、プライベートな時間はほとんどありません。この十数年間、寝る時も枕元に携帯電話を手放せない生活です。もし緊急コールに気が付かなかったら、契約違反で訴えられるかもしれない、と考えながら浅い眠りにつく小心者です。

では、「ちゃんと在宅看取りまでする在宅医」の探し方です。

新聞、書籍、インターネット、クチコミ、患者会、ケアマネジャーからの情報を大いに活用してください。病院の地域連携室や市町村医師会に直接電話して尋ねてみるのもいいでしょう。

私のところには「病気の家族会で先生を知った」という方が少なくありません。いわゆるクチコミのご縁です。こう書くと、患者さんは混乱されるかもしれません。しかしあえて、「在宅療養支援診療所」という看板を掲げず、実は24時間365日体制で在宅療養を行っている診療所が結構あるのです。「在宅療養支援診療所」を掲げることで、一般の診療所よりも高い診療報酬を得ることができます。しかし診療報酬が高いということは、患者さんの自己負担が増えるということ。医者が喜べば患者が泣く。**「患者さんの負担が増えるから、あえてそうは名乗ってはいないんですよ…」**という、患者さん思いの在宅医も少なからず存在します。昔からずっとその地域に密着している町の診療所などです。

在宅療養支援診療所の看板を掲げていようといまいと、患者さんにとって大切なのは、在宅看取りの実績ではないでしょうか。

在宅療養支援診療所は、監督官庁に年間看取り数を報告する義務があります。従って在宅看取り数「年間○○人」という数字が把握されています。これは『自宅で看取るいいお医者さん』というムック本（朝日新聞出版刊）にすべて公開されています。看取りの実績がすべて載っている雑誌がわずか数百円で、書店に行かなくてもネットで簡単に買えるのですから、そんな便利な情報を利用しない手はありません。

あるいは、勇気を出してかかりつけ医に直接、看取りの数字を訊いてみてはどうでしょうか。

在宅死＝平穏死、看取り数＝平穏死数、と単純には言えません。しかし、**看取り数以外に平穏死の実績を推定する指標がないのも現実です。**この数字がゼロという在宅医は避けたほうが賢明だと思います。また、いくら実績があると言っても、医師だって人間。最期を委《ゆだ》ねる医師との「相性」もとても大切です。「これは！」と思う医師と出会うには、まず風邪をひいた時などに外来にかかってみてください。きちんと顔を見て、目を合わせてお話をしてくれるか。自分の生活状況やご家族の状況まで聞いてくれるか。聴診器も当てずに「薬を出しておきます」だけの対応ではないか。

医療とは人間関係そのもの。技術も大切ですが、相性のウエイトがもっと大きい。必要に迫られてからでは、ちょっと遅い。できるだけ、元気なうちから平穏死の実績のあるかかりつけ医を探しておくことをお勧めします。

冒頭でご紹介した大橋巨泉さんのように「合わない」と思ったら数日で在宅医を〝キャンセル〟しても全然いいのです。在宅医療も国民皆保険制度の根幹であるフリーアクセスが前提ですから〝チェンジ〟も全然アリです。

しかし巨泉さんの場合、残念ながら、時すでに遅しだったようです。大切な命を託すお医者さんを事前にしっかり調べておくのは当たり前のことです。病院の地域連携室は機械的に家から近い在宅医を紹介することが多いのですが、本当にその医師に命を委ねていいのかを調べるのは患者さん側であるというのが私の意見です。

平穏死のための第2の条件は、看取りの実績があって、相性も合う在宅医（かかりつけ医）を比較的元気なうちから探しておくことです。

看取りの実績がある在宅医を探そう！

- 在宅医は厚労省に在宅看取り数を届けている
- 『自宅で看取るいいお医者さん』（週刊朝日ムック）などを参考に
- 何と言っても相性が大切で、チェンジも可能

第3の条件　勇気を出して葬儀屋さんと話してみよう

平穏死とは、旅立っていく当人だけのものではありません。それを見守るご家族の気持ちも含めての平穏死だと思います。

旅立つ人も、残された人も、お互いが「これで良かった」と思える形がいちばんだと思います。平穏死は、死ぬ瞬間のことではなく、「生」と「死後」も含めた一連のプロセスを指すのでしょう。そのためには、自分自身も、ご家族も死後の準備までしておくことが大切です。それによって、それぞれが今、何をすべきかはっきり見えてきます。

在宅療養される病気を、「がん」とそれ以外の病気「非がん」に分けて考えてみましょう。**末期がんの場合は、在宅療養期間の平均は約1ヵ月半です。**死までの時間がある程度予測できますから、短期決戦とも言えます。

一方、非がんの場合、在宅療養期間は末期がんに比べて極めて長期に及びます。特に認知症の場合は、気が付いた時には自己決定が十分にできない状態であることが多く見られます。思い立ったが吉日。元気なうちに勇気を出して葬儀屋さんと話してみましょう。縁起でもない、などと言ってはいけません。人生の折り返し点を過ぎたら、元気な時から自分の最期や死後についての希望をご家族と話し合っておくべきです。

ある在宅患者さんを初回往診した時に、葬儀屋さんと鉢合わせしたことがありました。**私と在宅療養の契約をする前に、葬儀屋を呼んで自分の葬儀の相談をされ、ちゃんとお金を渡し、火葬の費用まで支払いを済ませていました。**ずいぶん準備のいい患者さんだなあ、と感心しました。

若くして末期がんと診断されたお母さん。「死」がどういうものかまだ理解できない小さなふたりのお子さんに対し、今後成長していく過程で節目節目に読んでもらいたい手紙を残して旅立たれたそうです。子供たちはそれを毎年、誕生日に読みながら育ったので、お母さんがいなくても、お母さんとともに大きくなったような気がすると話されました。

ご家族にとっても、大切な人が亡くなった後のことを考えておくのは必要なことです。在宅での看取りを考えている方からよく言われるのが「在宅で看取った後に、どう対処していいか分からない」という言葉。死を一度も見たことがない人は必ず、漠然とした不安を抱いています。少しでも不安を取り除けるように、在宅療養が始まったら、比較的元気なうちから、ことあるごとにさりげなく看取りと死後について、ご家族と落ち着いて話す時間を持つように心がけています。

いよいよ本当に余命あと数日と判断したら、本人のいないところでご家族に集まって頂き、亡くなられた後の話を必ずします。患者さんをお見送りする時の装束はどういうものにするか、どこの葬儀屋に頼むのかという話までします。話しているうちに、ご家族は必ず泣き出します。しかし事前に悲しみの準備をしておくと、本当に亡くなられてしまった時の悲しみがいくらかでも軽減され、冷静な行動を取ることができるようになります。専門用語ではこれを**「予期悲嘆の実行」**と言います。一方、病院では通常、患者さんを生かすことしか考えません。「死＝敗北」という病院の風潮の中では、**亡くなられた後のことまでご家族にシミュレーションしてもらう**という発想はないでしょう。「死」を自然の摂理ととらえる町医者だからこそ、悲嘆に対する免疫を少しはつけることができます。これも病院と在宅の大きな違いです。

平穏死のための第3の条件は、ご家族があらかじめ死後について話し合い、死への免疫をつけておくことです。葬儀屋さんによると、最近「事前相談会」に来られる方が増えているそうです。見たくないもの、でも確実に訪れるものを、あえて先に見ておくことで、新しい生きる力が湧き出ることを知ってください。

勇気を出して葬儀屋さんと話してみよう！

- まずは家族が、死後のことを考えよう
- 事前相談会に参加したら、何かが変わる
- 死後の準備も自分でする人が増えている
- 納棺体験イベントに参加してみよう

第4の条件　平穏死させてくれる施設／病院を選ぼう

介護の世界では知る人ぞ知る、ベテラン保健師の鳥海房枝《ちょうかいふさえ》さんがアドバイザーを務めていた「東京都北区特別養護老人ホーム・清水坂あじさい荘」は、「本当に最期までお世話します」という介護施設です。ここでは入所者が亡くなられると、他の入所者やスタッフたちが、**正面玄関からお見送りをします**。最初にそれを見た入所者やそのご家族は驚いたそうです。しかし「自分が旅立つ時も、こうして見送ってもらえるのか」「ここは本当に最期まで診てくれるんだ」と安心されるそうです。

多少の認知症があっても、人の生死はちゃんと分かるそうです。最期を自宅で迎えたいと思っていても、いろんな事情でそれが叶わない人も多い。そこで特別養護老人ホーム、介護老人保健施設、療養型病床、老人ホーム、グループホーム、ケアハウス、そして最近急増しているサービス付き高齢者向け住宅（サ高住）などがあります。病院、自宅に次ぐ、「第3の最期の場」といわれるこれらの「施設」での看取りが今後、大きな鍵を握っています。

昔、当直のアルバイト先の老人病院、今でいえば療養型病床の病院で、何人も看取りました。午前3時に看護師が巡回した時は問題もなく眠っていたのに、午前6時の巡回時には自然に亡くなられていたとのこと。元旦の朝にこのような「自然で美しい死」を経験した時には、不謹慎かもしれませんが清々しい気分にさえなりました。延命治療のための管など体につながっておらず、眠るように亡くなられていた高齢の患者さん。完全無欠な老衰死、平穏死でした。

ひとくちに老人病院と言っても実にさまざまです。

昔ながらの姥捨《うばす》て山のような病院もあれば、平穏死や終末期医療、緩和医療の研鑽に日々努力している老人病院もあります。これからの老人病院選びには両者を見分けることも必要です。かつての日本療養病床協会は、現在は日本慢性期医療協会となり、ご縁あって理事を拝命しています。**「良質な慢性期医療がないと日本の医療は成り立たない」**が基本理念です。穏やかな最期を願う患者さんの願いを叶える終末期医療に懸命に取り組んでいます。同協会がこれから平穏死できる病院を増やす活動をしていることを大変心強く思っています。

同じ病院でも、急性期治療（緊急性を要する疾患に対する専門的な治療）が得意な大学病院などは、まだまだ平穏死とは遠い世界であるのが現実です。

大きな病院は救急医療、高度医療、専門的医療を受けるための病院です。慢性期医療、終末期医療には、向いていません。マスコミの影響でブラック・ジャックや神の手といった、「名医幻想」を持った患者さんやご家族が押しかけます。全国を探して駆け込みさえすれば、ブラック・ジャックや神の手がどんな病も治してくれる！　それは残念ながら、「幻想」です。ドクターX《エックス》のような、成功率100％の外科医なんて、いません。どんな名医にかかっても、回復せずに亡くなる方は、います。しかし、「もし死ねば、それは誰かのせいである」。

そんなふうに思っている方が結構いるのも事実です。

では、緩和ケア病棟や施設ホスピスでの平穏死の現状はどうでしょうか？　ある有名なホスピス医に訊いてみました。

「ホスピスで亡くなった人の平穏死の割合？　全部に決まっているよ」と彼は胸を張りました。しかしホスピス医の個性が大きく出るので、施設によってかなりの温度差があるように感じます。セデーション（鎮静）に力を入れているホスピスもあります。一般に日本人は、「ホスピス」という語感への憧れが強すぎるのではと感じます。「楽園」のようなイメージでしょうか。病院を退院する時に、在宅医とホスピスの両方に紹介状を持たせる病院もあります。とにかくホスピスに憧れる市民が多い。しかし需要に対してホスピスの病床数が圧倒的に少ないので、そこに入ること自体が「狭き門」になっています。面接を経て、入院待ちのまま在宅や一般病棟で亡くなられる患者さんが多い。

また、これは個人的な意見ですが、**「在宅ホスピス」と、「施設ホスピス」は似て非なるもの**と感じています。また**「病院緩和ケア」と「在宅緩和ケア」も別物**であると考えます。どちらが良いという話ではありません。それぞれの場に適したケアがあり、両者の長所と短所を知っておくべきでしょう。

さらに、「介護3施設」と呼ばれる、特別養護老人ホーム(特養)、介護老人保健施設(老健)、療養病床やグループホームなどではどうでしょうか。

最近は、特養の嘱託医が外部の病院に「食べられなくなった入所者に胃ろうを造設してほしい」と依頼するケースが増えているそうです。その嘱託医はやはり「1日でも長く生かすことが医師の使命」という信念でそうしているそうです。

施設側からも慢性的な介護力不足から、人手がかからない、胃ろうの造設が歓迎されるそうです。胃ろうをしていないと入れないという施設もあります。介護現場からも胃ろうの需要が多いとは意外でした。

最近ではサービス付き高齢者向け住宅や小規模多機能ホームやお泊りデイサービスなども増え、それぞれの場での看取りが謳われています。

しかし施設によっては、入所者の最期が近づくと救急車で病院搬送、となるケースが珍しくありません。後で家族が「平穏死の願いが叶わなかった！」と文句を言われますが、これも「時すでに遅し」です。

というのも、こうした施設の嘱託医は多くの場合、常勤ではなく、開業医が非常勤で兼務していることが大半です。24時間365日体制とは限りません。従って入所者が亡くなりそうだと、救急車で病院に搬送することもよくあります。

それを決めるのは施設の嘱託医（常勤医・非常勤医）か施設管理者です。患者さんの容体が急変した時に医師がいなくても、施設管理者が「もう寿命だし、ご本人も延命治療を拒否されている。だから、施設で看取りましょう」と決めれば、施設で平穏死を迎えることも可能なはずです。

しかし、最期まで看取ろうとすれば、介護職員の手がかかる、**さらに一度も看取りの経**

験をしたことがない、あるいは人聞きが悪いから施設内で死なれては困る、といった理由から、救急車を呼ぶ施設が多いようです。誰が見ても寿命だと分かっていても、施設の職員自身が「死」が怖いので、病院搬送になりがちです。

知人からこんな手紙を受け取りました。

特養に入所されていた80代後半の林さんという女性が老衰で呼吸停止になり、施設から救急車で病院に運ばれたそうです。

最初の病院は満床で断られ、2番目の病院に着いた時には完全に息を引き取られていました。しかしその病院では、「初めて診る患者だから」と死亡診断書を書くことすら断られたそうです。**「不審死の可能性があるから」との理由です。ご遺体はそのまま病院の一室に置かれ、警察の到着後、林さんのお子さんたちは事情聴取をされたそうです。**そして警察から要請された監察医が、不審死ではなく老衰死であることを確認して、ようやく「ご臨終」に辿りつきました。林さんが入居していた特養は、4年前に亡くなられたご主人が最期の時を過ごされた場所で、林さんも終の棲家のつもりでいましたが、結局、最後は警察でした。

亡くなられた林さんの気持ちを代弁する言葉として、その知人は**「人生の最後に警察沙**

汰になるなんて、林さんは何か悪いことをしましたか？」と手紙に書いていました。

まだ少数派ですが、先にご紹介した「清水坂あじさい荘」のように、入居者とご家族両方が満足いく看取りが普通という施設もあります。もし施設に入られるなら、ご家族は最初に**「本当に最期まで診てくれますか？」**と嘱託医や施設管理者に目を見て訊いてはどうでしょうか。さらにこんな質問もしてみてください。

「もし施設で亡くなったら、正面玄関から出してもらえますか？　入所者はそれを見送ってくれますか？」

平穏死のための第４の条件は、施設を終の棲家と決めた場合、病院に搬送せずに、平穏死を迎えさせてくれる施設を選ぶことです。

リビングウイル（Living Will）
～尊厳死の宣言書～　出典：日本尊厳死協会

私は、私の傷病が不治であり、かつ死が迫っていたり、生命維持装置無しでは生存できない状態に陥った場合に備えて、私の家族、縁者ならびに私の医療に携わっている方々に次の要望を宣言いたします。この宣言は、私の精神が健全な状態にある時に私自身が破棄するか、または撤回する旨の文書を作成しない限り有効であります。

① 私の傷病が、現代の医学では不治の状態であり、既に死が迫っていると診断された場合には、ただ単に死期を引き延ばすためだけの延命措置はお断りいたします。

② ただしこの場合、私の苦痛を和らげるためには、麻薬などの適切な使用により十分な緩和医療を行ってください。

③ 私が回復不能な遷延性意識障害（持続的植物状態）に陥った時は生命維持装置を取りやめてください。

以上、私の宣言による要望を忠実に果たしてくださった方々に深く感謝申し上げるとともに、その方々が私の要望に従ってくださった行為一切の責任は私自身にあることを付記いたします。

第5の条件　年金が多い人こそ、リビングウイルを

「失敗したらあなたを訴える！」

まだ何もしていないのに在宅患者さんのご家族から真顔で言われたことがあります。胃ろうチューブの交換に行くたびに、交換する前から、プレッシャーをかけてくるご家族です。その患者さんが肺炎を起こすと、「管理不十分」と激しく叱られたり罵られます。実は、その植物状態の患者さんには毎月、多額の年金が支給されているのです。延命が目的か、年金が目的か、自分でもよく分からなくなったような介護者を何人も見てきました。

当たり前ですが、年金は、生きていないと受給できません。認知症が進行して自己決定ができなくなった場合、その年金を管理しているのはご家族です。生活保護費よりはるかに多い年金が支給されている場合、その年金に、介護者を含めて何人ものご家族の生活がかかっていることがよくあります。もし、年金受給者の患者さんが亡くなられたら、何人もが路頭に迷うので、患者さんの「死」は家族のまさに死活問題。「延命」は患者さんだ

けでなく、ご家族の「延命」でもあるのです。「年金産業」あるいは「親喰い」と私は勝手に呼んでいます。患者さんの命が現状のままあり続けることが最優先で、亡くなると「失業」してしまいます。それを避けるために、患者さんの尊厳とは無関係に、フルコースの延命治療を希望されるのです。

少し前、「戸籍上は生きていた長寿の方が実は大昔に亡くなっていた」というケースが立て続けに発覚し、長期間の年金不正受給が社会問題になりました。不景気で経済状況が厳しい今、死亡届を出さなかったご家族の気持ちはなんとなく想像できます。平穏死を考える時、多額の年金が穏やかな旅立ちを妨げる要因になる場合が時々あります。延命治療を含めた在宅療養の話をする時、ご家族の代表者となるキーパーソンを決めてもらうのですが、お金の問題が絡むと、家族内の感情的な対立に巻き込まれることがよくあります。私は、多額の年金が平穏死の邪魔をするケースをたくさん見てきました。

年金だけでなく、財産も同じでしょう。ご家族や親族間のもめ事の火種になるようなことは、ご自分が元気なうちに対策を立てておくべきです。多額の年金を受給できる方は、死んでから効力を発揮する「遺言」ではなく、生きているうちに自分自身の延命治療に関する意思を表明できる、生前から効力のある遺言というべき、「リビングウイル（LW）」

を残すことをお勧めします。

平穏死のための第5の条件は、年金が多い人こそ、リビングウイル（ＬＷ）を文書で表明しておくことです。

具体的には日本尊厳死協会に入会されることです。ＬＷを表明する最も確実な方法だからです。

亡くなってから初めて効力が発生する遺言書と違って、ＬＷは生きていても意思表示できなくなった場合を想定した自己決定です。

ここで日本尊厳死協会について簡単にご説明しておきましょう。

一般財団法人・日本尊厳死協会は40年の歴史がある会員数12万人の市民団体で、ＬＷの普及啓発と管理を行っています。ちなみに私は現在、副理事長と関西支部長を拝命しています。意思表示ができる方ならどなたでも、たとえ軽い認知症があってもＬＷを表明できます。入会にあたり「尊厳死の宣言書（ＬＷ）」に署名して頂きます。一部は協会本部で、もう一部は自分自身で保管します。本部から送付されるＬＷカードを常に持ち歩きます。

医療機関にかかる時、最初にそのカードを提示すると、カードのコピーがカルテに挟まれます。もし意思表示できなくなった時に、延命治療を拒否したいという自分の意志を伝える手段になるのです。日本尊厳死協会の会員になると、役に立つ会報が3ヵ月毎に届きます。そして毎年2000円の会費振り込みをもってLWの意思確認としています。人間の気持ちは常に揺れ動きます。もし心変わりすれば、いつでも撤回、退会できます。平穏死を迎える手段のひとつとして、元気な時からLWの存在を知り、意思表示しておくことは後々必ず役に立ちます。ぜひ一度、「日本尊厳死協会」で検索をして頂き、ホームページを覗いてみてください。

ちなみにアメリカでは、国民の41%がLWを表明しています。一方、日本で正式にLWを表明している国民はわずかです。最近は日本尊厳死協会と同様の書式を用いる団体や病院や施設もかなり増えてきました。LWの普及啓発という協会の目的が徐々に浸透してきたことは喜ばしいことです。日本尊厳死協会に加えて類似の団体でLWを表明している人を合わせても、せいぜい国民の1~2%程度であると推定されています。

第6の条件　転倒→骨折→寝たきりを予防しよう

歳をとるということは、筋肉量が落ちることで、これを**サルコペニア**と言います。その結果、転倒しやすくなりますが、これを**フレイル**と言います。町医者をしていると、もはや「転倒」という言葉を耳にしない日はありません。毎日、誰かがどこかでこけています。大腿骨頸部骨折、腰椎《ようつい》圧迫骨折、肋骨骨折、腕の骨の骨折、頭部や顔面の打撲など。転倒で往診に呼ばれることが日常です。そうした転倒・骨折という不測の出来事がいわゆる「悪循環」の始まりとなる場合がよくあります。

転倒→骨折→入院

これを2～3回繰り返すと、ある程度の年齢の方なら必ずと言っていいほど認知症状が出てきます。認知症といえば、アルツハイマー型認知症に代表されるようにゆっくり進行する病気です。しかし、入院→長期臥床《がしょう》による認知症も無視できません。寝たきり状態に陥るとすべてが悪循環となり、ついには**廃用症候群**（＝寝たきりの状態が長期間続くことによって起こるさまざまな機能の低下）、**誤嚥性肺炎の繰り返し、そして胃ろう造設**というコースが予想されます。ピンピンコロリが口癖だった可愛いおばあちゃんが、転倒・骨折から寝たきり、胃ろう栄養となり、気が付けば、ただ生かされているだけの状態、という光景を何度も目にしてきました。振り返ってみると、転倒がすべての転機になっていました。

平穏死できない原因は転倒に端を発していた。そうした苦い経験があるご家族の中には、超高齢の身内が転倒して腰椎圧迫骨折や肋骨骨折を起こしても、入院を希望されないケースがあります。結局、自宅の療養で寝たきりにも認知症にもならずに、これで良かったのだと納得させられました。腕の骨の骨折や大腿骨頸部骨折でも同様な経験をしました。

転倒予防は本当に大切です。あちこちで「転倒予防教室」が開催されています。最近は「ロコモ」の時代です。「ロコモティブシンドローム（運動器症候群）」という概念が提唱され、その自己チェック法として「ロコチェック（ロコモーションチェック）」や、ロコモ対策としての運動「ロコトレ（ロコモーショントレーニング）」があります。また、認知症の予防運動として「コグニサイズ」も広まりつつあります。「100から3を引く計算をしながら歩く」など、体と頭を同時に働かせるプログラムです。その詳細をインターネットで検索して自宅で実践されることをお勧めします。

最近はどこでも骨塩（骨の中に含まれるカルシウムやマグネシウムなどのミネラル成分）を測定

し、骨粗しょう症と診断されればビスフォスフォネート（ＢＰ）製剤というお薬が処方される時代です。これは良い薬ですが、歯の治療の時に歯医者さんが困るという意見もあります。歯を優先するか、骨を優先するか迷う場合も増えています。しかし最近では、薬を中止せずに歯の治療を続けることも可能になりつつあります。

そこで私は歩く習慣を勧めています。毎日、5分でも10分でもいいです。１０００歩でも２０００歩でもいいです。両手を手ぶらにして胸を張って肘を後ろまで引いて歩くことを、毎日の診療の中で指導しています。『病気の9割は歩くだけで治る！』（山と渓谷社）という本を書いたら、思いがけずベストセラーになりました。第二弾として『認知症は歩くだけで良くなる』（同）という本も書きましたので、参考にしてください。

平穏死のための第6の条件は、いかにして寝たきりにならないかです。そのためには、一にも二にも転倒予防につきます。

「転ばぬ先の杖」とは、まさに超高齢社会にふさわしい言葉です。要介護の方はケアマネジャーさんとよく相談して、住宅改修や転倒予防のための手摺《てす》りの設置など、自分に合った転倒予防策をぜひとも真剣に考えてください。

転倒→骨折→寝たきりを予防しよう！

・転倒・骨折から認知症になることも

・“ロコトレ”と“骨粗しょう症対策”

・頭と体を同時に働かせる「コグニサイズ」をやってみよう！

第7の条件

脱水は友。
胸水・腹水は安易に抜いてはいけない

現代人は「脱水＝悪」と刷り込まれ過ぎのように感じるのは私だけでしょうか。

というわけで7つ目の条件は脱水についてです。ここでもう一度、念を押しておきましょう。ここがいちばん、病院の医師と私とで考え方が違うところかもしれません。

年々、夏場の熱中症が増えて脱水対策が以前にも増して叫ばれます。急に起きた脱水は時に命にかかわるため、素早い対応が必要です。ただし、あくまでこれは元気な人、これからまだまだ生きる人が急激に脱水に陥った時の話です。すでに、がんや老衰で不治かつ末期の状態になり、これから平穏死に向かおうという場合、ゆっくりと脱水が進むことは決して悪くないと思います。脱水状態では体全体が**省エネモード**になっています。まず心臓に負担がかからず心不全になりません。ベッドの上でも呼吸が楽です。それに浮腫《ふしゅ》が少ない。胸水や腹水に悩まされることが在宅では病院ほどありません。

よく「胸水や腹水を抜く」と言いますが、水分と一緒にアルブミンという貴重なタンパク、栄養素も抜いています。赤血球を除いた血液を抜いているようなものです。血液をたくさん抜けば当然体が弱るのは、先にも書いた通りです。

大きな病院から「週3回2ℓずつ腹水を抜かなければならない末期がんの患者さん」の在宅医療を依頼されました。お腹はパンパンに膨らみ、ゼイゼイと呼吸をしていて苦しそうです。胸水もありました。もちろん食事は食べられません。多くの医者は本能というか性《さが》というか、胸水や腹水を抜いた後は必ず点滴補給をしたくなります。私はそこをグッと我慢して利尿剤を使いながら様子を見ます。

そもそも人間の生存には水分は必須です。もし口から水が飲めないのなら、体内にある水を使うようになります。幸い胸やお腹の中には何ℓも「貯水」されています。しばらくはその水を使って生きられます。食べない、飲まないのに尿は結構出ます。1週間経つと果たして胸水・腹水はかなり減り、行動範囲が広がりました。もはや腹水を抜く必要がなくなりました。患者さんもすっかり「水を抜く」ことを忘れています。脱水のおかげで消化管粘膜の浮腫も取れました。全身の浮腫も取れて、心不全、呼吸不全、腸閉塞が改善され、また少しは食べられるようになりました。そう、**胸水・腹水は「ラクダのコブ」なのです。極端な言い方かもしれませんが、気軽に抜いたら損。「脱水は友ですよ」「胸水・腹**

水は慌てて抜かなくても大丈夫！」などと毎日どこかのお家で言っています。最近は、抜いた水をまた点滴で戻す方法もありますが、それが可能な医療機関はごく少数です。

在宅療養の現場では、胃がんや大腸がんなどによる「がん性腹膜炎」でも、患者さんは最後の日まで食べています。腸管の浮腫さえ取れれば腸も少しは動くのです。ついでに言うなら脱水のみならず「貧血も友」なのです。がん細胞に供給される血液が減るとがんの進行も遅くなります。たくさんのお水や栄養を人工的に入れれば、がんが急成長するだけでなく、胸水・腹水、腸閉塞、嘔吐、呼吸困難などの苦痛が増すだけです。在宅での最期がすべて平穏な理由の根幹はここにあります。もちろん、緩和医療をしっかり行うことは言うまでもありません。

すでに省エネモードに入った臨終期の患者さんに多量の点滴をすることは、腸閉塞や腹水を増悪させ苦痛を増すだけです。脱水を黙ってただ見守ることは、実際には勇気が要ることかもしれません。しかし在宅療養では、がん性腹膜炎の腸閉塞でも、鼻から管が入らないばかりか、最期まで何かしら食べられるカギは、まさにここにあります。

平穏死のための第7の条件は、「がんも非がんも脱水は友。胸水・腹水を安易に抜いてはいけない。自然な省エネモードを見守る勇気」です。

脱水は友。胸水・腹水は
安易に抜いてはいけない！

・終末期の脱水は悪いことではなく、味方

・利尿剤と自然な経過で、“待つ”こと

・自然な省エネモードを見守る勇気を

第8の条件　緩和医療の恩恵にあずかろう

「平穏死」のための最後の条件は、「緩和医療の恩恵にあずかろう」です。

ＷＨＯ（世界保健機関）は、軽度の痛みであれば第一段階として「非オピオイド鎮痛薬」を使用し、それで鎮痛効果が十分でない場合は「オピオイド鎮痛薬」の使用を定めています。非オピオイド鎮痛薬にはNSAIDsやアセトアミノフェンがあります（１０５ページ参照）。これらでコントロールできない時には、オピオイド鎮痛薬の投与を開始します。オピオイド鎮痛薬にはモルヒネやオキシコドンなどがあり、定期的な投与に加え、一時的な強い痛みには、レスキュー・ドーズ（臨時追加投与）を併用します。つまり、ベースの薬と頓服《とんぷく》をうまく組み合わせて「痛み」としっかり向かい合います。

痛みを軽減させるために必要な麻薬の量は、患者さんごとに、また病気の時期で全く違います。その時々に適した投与量を探る作業を「至適容量設定（タイトレーション）」と言います。階段を上るように増やしていく場合もありますが、減らすこともあります。「痛み」に耳を澄ます「感性」が、平穏死を担う医療者には求められるのです。

患者さんの中には麻薬に対して恐怖心を持つ人が少なくありません。トヨタ自動車の女性役員の逮捕事件（2015年）や大橋巨泉さんの報道が、市民にそのように受け止められたのなら残念でなりません。そうでなくても医療用麻薬には命が縮まる、死ぬ前の薬、中毒になる、などの誤ったイメージが根強くあるようです。末期がんによる激しい痛みがあるのに我慢に我慢を重ね、頑なに麻薬を拒否していた患者さんがおられました。病院から家に帰り、麻薬はけっして怖いものでないことをゆっくり時間をかけて説明すると、納得されました。さっそく麻薬を用いた緩和医療を開始すると、翌日から痛みがぐっと和らぎ、数日後には食事量も倍に増え、初めて笑顔が出ました。1ヵ月ほど経つと、ご家族と食事に出かけたり、飼っている小鳥の世話を自分でできるまでに活動量がアップしました。緩和医療という医療の力を患者さんも私もあらためて実感しました。

しかし、日本における麻薬使用量は、国際的に見てかなり少ないことが指摘されています。我慢強い国民性なのか、それとも医師が患者の痛みに鈍感なのか。おそらくその両方でしょうか。日本において医療用麻薬は厳格に管理されているので、米国のようにオキシコドン中毒の人は皆無とも言われています。いずれにせよ、**緩和医療が平穏死の土台として必須です。**

末期がんの患者さんで病院から自宅に戻り、在宅療養を開始する時に私が真っ先にすることは麻薬の量の確認です。退院時の麻薬量では、痛みを抑えるにはあまりに少ない量であることが何度もありました。在宅ホスピス医の条件は、病気だけでなく、人間、そして生活を診ることです。しかしそのためには、医者にしかできない技術が必要です。最新の緩和医療に精通することが在宅医の必要条件だと考え、10年前から地域で定期的にいくつかの勉強会を開催しています。さらに最近は、「国立（こくりゅう）かいご学院」という私塾を開講し、地域のケアマネさんやヘルパーさんにも麻薬の使い方を指導しています。貼るタイプの麻薬はヘルパーさんが貼り替えることも多いからです。

痛みとは肉体的なものだけではありません。それ以外に、精神的な痛みや社会的な痛みや、魂の痛みがあることはすでに書いた通りです。お薬以外にアロマテラピー、アニマルセラピー、タッチケア、傾聴、音楽、カウンセリング、宗教なども総動員してトータルペインに寄り添うことが私たちの使命。**「緩和ケア」という大きな概念で包むことこそが、今後の日本の医療・介護の本流ではないかとさえ思います。**

というわけで平穏死のための第8の条件は、どうか、緩和医療という良いものがこの国にあることを知り、安心してその恩恵にあずかってください、ということです。

緩和医療の恩恵にあずかろう！

- モルヒネは怖い薬ではない
- 命を縮めることもない
- がん以外でも麻薬が使える

第9の条件　救急車を呼ぶ意味を考えよう

「救急車を呼ぶ」ということは、蘇生、それに続く延命治療への意思表示です。

市民の救急医療への信頼度は抜群です。夜中に38度の熱が出るたびに慌てて119番に電話をかける人がいます。すぐに救急車が到着しても、搬送先の病院がなかなか見つからないことがよくあり、患者さん宅を出発できないケースも多々あります。仮に出発しても右往左往。これを「たらい回し」と呼ぶ方もいますが、間違いです。どの病院も救急患者さんが多過ぎて受け入れることができないのです。「医者ならちょっとくらい診てくれてもいいじゃないか」と思う人もいるでしょう。しかし人命にかかわる処置を掛け持ちすることはできません。また専門外の領域に手を出して万が一でも失敗したら、訴えられる可能性があります。ですから病院の当直医は無理したくてもできないのが現実なのです。

さて、元気な若者の急病ならともかく、寝たきり老人であっても、在宅主治医がいない方が結構おられます。ご家族が大病院にお薬受診されている。介護意見書までも病院主治医に依頼。そんな高齢の女性がある日の夕食の最中に、おかずを喉に詰まらせて目を白黒させながら呼吸停止しました。家族は慌てて救急車を呼びました。心臓マッサージでなんとか心拍は再開しましたが、人工呼吸器を付けられました。2週間目には気管切開が施され、1ヵ月後には胃ろうが造られました。ご家族はおばあちゃんのそんな姿を全く想定していませんでした。「穏やかな最期を迎えさせたい」と漠然とイメージしていましたが、その逆。「こんなはずじゃなかった」と後悔しながら私のところに相談に来られます。

蘇生処置で息を吹き返した後は、やがて延命治療に移行します。しかし一度開始された延命治療は、現在の社会状況では誰も中止できません。過去に家族の希望で延命治療を中止した医師が殺人罪で逮捕されたという歴史があるからです。お医者さんも人の子。逮捕されたくはないのです。

在宅で診てきて「余命はあと1日」と宣告した末期がんの方でも、いざ呼吸が止まると、**気が動転した〝遠くの親戚〟が救急車を呼ぶ場合があります。しかし救急隊が到着した時に心肺停止から時間が経っていたら、警察が呼ばれます。**

本来、末期がんでの在宅看取りに警察はなんの関係もないのですが、そうなってしまうのです。この場合、救急車を呼ぶという行為は警察を呼ぶことにつながります。ですから私は「在宅看取りと決めたら救急車を呼ばずに、在宅主治医に電話して待つように」と書いたパンフレットを全国に配ってきました。事前にそれくらいはっきり言っておかないと、慌てるとついつい救急隊に電話してしまうもの。**救急車を呼ぶということは、「蘇生処置も延命治療もフルコースでしてください！」という意思表示なのです。**

では、どうすればいいのか。末期がんや難病の終末期や老衰になったら、大きな病院に主治医がいても、往診してくれる「かかりつけ医」を別に持つことです。**「病院の専門医」と「地域のかかりつけ医」の二刀流です。**これが高齢化社会での医療の基本型となりつつあります。どんなことでもまず「かかりつけ医」にご相談を。救急車を呼ぶ際も、できるだけ「かかりつけ医」に相談してからにしましょう。

平穏死のための第9の条件は、普段から「救急車を呼ぶ意味」をよく考えておくことです。

救急車を呼ぶか、呼ばないかは、最終的にはご家族の判断によります。もし呼ぶなら、それがどういう意味を持つのか、しっかりシミュレーションしてから呼んでください。

救急車を呼ぶ意味を考えよう！

- 救命処置をしてくれ！という意思表示
- それが延命治療へと続くこともある
- 在宅看取りと決めたら呼ばないこと

第10の条件　医師法20条を誤解するな！

病院で亡くなることがいつの間にか「普通」になった現代です。しかし在宅で看取ったばかりのご家族に、いわば死のスペシャリストであるお坊さんが「家で亡くなるなんて珍しいですね。どうしてですか？」と訊かれたのには参りました。お坊さんならせめて「自宅で亡くなられるなんて、実にいい最期を迎えられましたね」と言ってほしかったなあと思いました。さてここでは、「医師法20条」とその中に書かれている、いわゆる「24時間ルール」の誤解についてお話ししましょう。

実は、**「在宅看取り＝警察沙汰？」という間違った刷り込みは、この「医師法20条」という在宅看取りの守り神のような法律の誤解に起因しています。**この法律には「24時間以内に診察していれば、医師は死亡に立ち会わなくても死亡診断書を発行できる」と謳われているのです。

【医師法 20 条】

「医師は、自ら診察しないで治療をし、若しくは診断書若しくは処方せんを交付し、自ら出産に立ち会わないで出生証書若しくは死産証明書を交付し、又は自ら検案をしないで検案書を交付してはならない。

ただし、診療中の患者が受診後二十四時間以内に死亡した場合に交付する死亡診断書については、この限りではない」

ご家族から呼吸停止との連絡を受けた後、患者さんの家に行かなくても死亡診断書を発行できるという内容です。なんと凄いことが謳われているのでしょう。昭和24年施行のこの法律は、当時の無医村や離島の医療状況を勘案してできたのでしょう。この法律がおおらかな看取りを保証してくれています。

しかし、どこでどう間違ったのか「24時間以内に診察していなければ、死亡診断書を発行できない。つまり、警察に届けなければいけない」と**誤解している医療者の多いこと！**事件でもなんでもないのに警察にかかわるのは誰もがイヤです。この誤解から多くの医療者や市民が在宅看取りを避ける傾向があります。

ある特別養護老人ホームでは嘱託医が医師法20条をずっと誤解しているので、入所者が亡くなるたびに警察を呼ぶそうです。呼ばれた警察も困っているのだとか。繰り返しますが、人生の最終段階にある在宅患者さんがその病気で亡くなることは事件でもなんでもありません。在宅主治医さえいて、1週間か2週間毎の訪問診療で看取りが近いことが周囲も分かっていれば、なんの法的問題もありません。

また**24時間以内に主治医が診ていなくても、元々の病気で亡くなったことが明らかであれば、後で主治医が往診すれば死亡診断書を書くことができます。「後で」とは、翌日でも翌々日でも構わないのです。学会出張だけでなく悪天候なら、そんな状況もあるでしょ**

う。

以上のことは平成24年の参議院予算委員会で間違っていないことを確認されましたので、念のため。それにしても、「昭和24年」、「平成24年」、そして「24時間ルール」と、24という数字が奇しくも3つ並びました。不思議ですね。

最近は独居の高齢者、おひとりさまが増えています。たとえ末期がんでも最期まで自宅で過ごすことを希望される方が結構おられます。朝いちばんに入ったヘルパーさんが、呼吸停止を発見することも時々あります。しかしケアマネジャーさんが招集する**「ケア会議」**でヘルパーさんや訪問看護師さんや医師らが、しっかり看取りをシミュレーションしているので、問題もなく「平穏死」を見届けることができます。

もしヘルパーさんが朝9時に入った時に息を引き取っていたならば、在宅主治医に電話をして診に来てもらえばいいのです。多少時間がかかっても、何も問題ありません。医師は体表異状が無いことを診たうえで死亡診断書を書きます。死亡時刻は推定で構いません。

というわけで、**平穏死のための第10の条件は、「医師法20条を誤解するな」です。**正しい法律の知識が平穏死を可能にします。

在宅看取りは警察とは無関係。自然な死は事件ではありません。しかし多くの医療者や市民の誤解が平穏死を妨げているという側面があります。そもそも医師法20条という法律こそが、実は平穏死の最大の味方なのです。

しかしこの「法律の誤解」が平穏死を妨げているという現実を、ぜひとも知っておいてください。

医師法20条を誤解するな！

- 24時間ルール誤解している人が多い
- 在宅看取り＝警察沙汰、ではない！
- 看取りの法律を正しく理解しよう

「死の壁」……死ぬとき、人はどうなるのか？

傾眠・せん妄↓意識レベル低↓下顎《かがく》呼吸から呼吸停止へ。

「看取りは初めてです」と仰るご家族。確かに8割の人が病院で亡くなる時代ですから、人が亡くなる様子を見たことがない人が大半です。テレビや映画でよくある「これまでありがとう——ガクッ（と息が絶える）」という死に方は、私は見たことがありません。**残された時間が週単位から日数単位になったとき、人はウトウト寝ている時間が長くなります。**呼びかけると目を開けるので、**傾眠《けいみん》状態**と言います。終末期には理想的です。食事や水分が飲み込みにくくなり、むせやすくなります。便や尿を失敗したりすることもあります。さらに、辻褄が合わないことを言ったり、興奮して手足を動かす場合もあります。

亡くなる1日前から半日前になると、多くの患者さんは、衣服をはだけて「暑い、暑い」と言い出します。

衰弱していく身体の中で、最後の生命力と、あの世へ向かうエネルギーが、押したり引いたりと、大坂冬の陣のごとくせめぎ合いをしているかのようです。死のうとする身体と、生きようとする脳の摩擦が熱を生み、暑がるのかもしれません。

そして、決着がついたとき……生の世界から死の世界へと踏み出す時には、もともとおとなしい人であっても、わめいたり、不穏な状態になったり、あるいはさらに身体が熱を帯びて裸になったりします。交感神経が働いて心拍数が上がり、暑くなっているのでしょう。

死の直前のこの様子は、それまで高い次元で維持されていたさまざまな身体の機能が停止しそうになるのを、一生懸命エンジンの回転数を上げて生きようとしている姿にも見えます。

これを私は、「死の壁」と呼んでいます。

家で看取ろうと思っても、この「死の壁」を想定しておかないと、急に怖気づいてしまい、救急車を呼んでしまう人もいます。ですから私は、あらかじめ、理解してくださりそうなご家族には「そろそろ死の壁がやってくるでしょう」というお話をします。

「しかし慌てて救急車を呼ばないように。周りが思うほど、ご本人は痛くも苦しくもありません。聴覚は最期までしっかりしていることが多いので、あまり刺激をするような内容ではなく、優しい言葉で話しかけてあげてください」と説明をします。

医学的には「せん妄」という状態なのですが、「死の壁」と呼んだほうが、ご家族も納得しやすいのです。

いよいよ臨終の時が近づくと、呼びかけへの反応が鈍くなります。意識レベルの低下と言います。大きく息をした後、10～15秒間ほど息が止まり、また息をすることもあります。そして次第に、顎を上下させる呼吸に変化します。

これを**「下顎呼吸」**と言い、最後の呼吸です。この時には白目をむいて、もう意識はありません。やがて呼吸が止まり、脈が触れなくなります。

亡くなった後は、一呼吸おいてから、看護師が身体をきれいに拭き、着替えをし、髭を剃ったり薄化粧をします。

大きな病院なら、病理解剖の希望を訊かれたり、霊安室に安置されることもあります。退院の手続きをして、寝台車に乗せられ自宅や葬儀場に運ばれます。

一方、自宅で亡くなった場合は、いたってシンプルです。

呼吸停止の連絡を受けて駆けつけた医者は、死亡診断書を発行するだけです。在宅看取りと言っても、正確には看取るのはご家族です。医者はそこに居るか、居ない場合は少し後から行って、ご家族とお話をします。訪問看護師さんと一緒に死後の処置をされる医師もいます。

私の鞄には、いつも白紙の死亡診断書が何通か入っています。

ご臨終を告げようとすると、ご家族の中にはこう言う人もいます。

「まだ体があたたかいから、死んでいないよ。先生、冷たくなるまで、ちょっとの間、死亡宣告は待っていてもらえますか」

「分かりました。少し時間を置いてまた来ましょう」

私は静かに頷いて、一旦部屋を出るのです。

むすび

本書の原型となった『「平穏死」10の条件』が世に出てベストセラーになった4年前。現在、3期目の日本医師会長であられる横倉義武《よこくらよしたけ》先生が会長就任後、おそらく公にはじめて講演される機会が帝国ホテルでありました。

控室で『「平穏死」10の条件』を献本し、終末期医療について私と少し雑談をしてから登壇されました。講演の中で横倉先生はこのようなことを言われました。

「私は長尾君の言う平穏死には反対だ。かつて留学していたドイツの病院でも死を目前にしたがん患者さんには積極的な治療をしていなかった。私は患者を1秒でも長く生かすことが医師の使命だと思うので、長尾君やドイツの医師のような考えには反対だ」と。

果たして2016年9月、横倉先生は第13次生命倫理懇話会を発足させ「日本医師会は人生の終末期の医療のあるべき姿にさらに真剣に取り組む」旨を発言されました。その中で患者の意思の尊重やリビングウイルにも触れられていて、とても嬉しく思いながらその新聞を読みました。

この4年で確かに終末期医療を巡る空気は変わったのでしょう。いや、まだ変わりはじめと言ったほうが正確かもしれません。尊厳ある人生の終末期の医療を実現するためには、日本医師会と市民が同じ土俵で議論を進めるべきです。その意味で市民団体である日本尊厳死協会理事長の岩尾《いわお》總一郎《そういちろう》先生が、今回も委員として参加されていることは心強いことです。横倉先生には、4年前にお渡しした『「平穏死」10の条件』を、本書に代えてお渡しできればと思います。というのは、やはり4年という年月の間に変わったことがいくつかあります。その間に20冊以上の本を書いたので、私の考えも少しはバージョンアップされたはずです。前著をぎゅっとシンプルにし、かつ、「痛み」と「苦しみ」に焦点を当てた形で今回、リニューアルする機会を得たことは幸運でした。

最後にひとつだけ言わせてください。痛いことも苦しいことも、できれば避けて通りたい。しかし、「痛み」も「苦しみ」も、私たちは生きているから味わえるのです。生きているから、痛いし、苦しいし、泣けるし、笑えます。

皆さん、限りある生をどうか謳歌してください。

２０１６年の終わりに　　長尾和宏

著者プロフィール
長尾和宏（ながお・かずひろ）
医学博士。医療法人社団裕和会理事長。長尾クリニック院長。一般社団法人 日本尊厳死協会副理事長・関西支部長。日本慢性期医療協会理事。日本ホスピス在宅ケア研究会理事。全国在宅療養支援診療所連絡会理事。一般社団法人 エンドオブライフ・ケア協会理事。一般社団法人 抗認知症薬の適量処方を実現する会代表理事。関西国際大学客員教授、東京医科大学客員教授。
- 個人ブログ「Dr. 和の町医者日記」は、人気ブログランキング医師部門ほぼ1位をキープ　http://www.nagaoclinic.or.jp/doctorblog/nagao/
- 産経新聞兵庫版に「Dr. 和の町医者日記」を毎週連載中
- 日本医事新報、医療タイムス等に毎月連載中

痛くない死に方

2016年12月30日　初版第一刷発行
2017年 2月 7日　初版第四刷発行

著者　長尾和宏

カバーデザイン　アキヨシアキラ
本文デザイン　谷敦（アーティザンカンパニー）
編集　小宮亜里

発行者　田中幹男
発行所　株式会社ブックマン社
〒101-0065　千代田区西神田3-3-5
TEL 03-3237-7777　FAX 03-5226-9599
http://bookman.co.jp

ISBN 978-4-89308-873-4

印刷・製本：凸版印刷株式会社